Ejercicios de fortalecimiento del núcleo para personas mayores

Fortalezca su cuerpo y mejore el equilibrio con instrucciones paso a paso fáciles de seguir

Tabla de contenido

Introducción

A medida que envejecemos, mantener la fuerza y la estabilidad de nuestro núcleo es cada vez más importante. Las estadísticas demuestran que mantener un núcleo fuerte puede mejorar significativamente nuestra calidad de vida en la tercera edad. Las investigaciones indican que las personas con un núcleo fuerte tienen un 25 % menos de probabilidades de sufrir lesiones relacionadas con las caídas, como fracturas y esguinces. Además, puede reducir en un 30 % el riesgo de desarrollar malas posturas, que pueden contribuir a dolores y molestias de espalda.

Realizar ejercicios sencillos para el núcleo puede suponer una gran diferencia. Los estudios revelan que tan solo 15 minutos de ejercicios centrados en el núcleo tres veces por semana pueden mejorar el equilibrio en un 20 %. Esto se traduce en una mayor confianza a la hora de realizar tareas cotidianas como agacharse para atarse los zapatos o levantar la compra del carrito.

En esencia, un núcleo fuerte no es sólo para tener buen aspecto; es para disfrutar de una vida más feliz y saludable en la tercera edad. Dedicando una pequeña cantidad de tiempo a los ejercicios de fortalecimiento del núcleo, puede mejorar significativamente su bienestar general, reducir el riesgo de caídas y mantener su independencia a medida que envejece.

¿Qué diferencia a "Ejercicios de fortalecimiento del núcleo para personas mayores"? Se trata de sencillez y métodos prácticos. Entendemos que los entrenamientos complejos pueden resultar intimidantes y desalentadores. Por eso nuestro libro está diseñado con instrucciones claras, paso a paso, que cualquiera puede seguir.

Tanto si es un completo principiante como alguien que lleva un tiempo fuera del juego del fitness, nuestro libro es su compañero perfecto. Desglosamos cada ejercicio en movimientos fáciles de seguir, asegurándonos de que pueda comenzar a su propio ritmo y aumentar gradualmente su fuerza. Nunca se sentirá abrumado o perdido en su viaje hacia el fitness.

¿Qué puede esperar de "Ejercicios de núcleo para personas mayores"? En primer lugar, descubrirá una colección de ejercicios para el núcleo diseñados específicamente para las personas mayores. Se acabó el rebuscar entre rutinas de fitness genéricas que quizá no se adapten a sus necesidades. Nuestro libro se centra en lo que más le importa.

Pero no se trata solo de los ejercicios. Le proporcionamos información valiosa sobre los beneficios de la fuerza del núcleo, ayudándole a comprender por qué es tan esencial para su bienestar. Aprenderá cómo estos ejercicios pueden aliviar el dolor de espalda, aumentar sus niveles de energía y mejorar su calidad de vida en general.

Además, hemos incluido modificaciones y variaciones para cada ejercicio, asegurándonos de que pueda adaptar sus entrenamientos a sus necesidades y capacidades individuales. Independientemente de su nivel de forma física o de las limitaciones físicas que pueda tener, en estas páginas encontrará una rutina de ejercicios adecuada.

¿Está preparado para dar el primer paso hacia una vida más sana y llena de vitalidad? "Ejercicios de núcleo para las personas mayores" es un libro que le guiará en cada paso del camino. Con sus instrucciones fáciles de entender, su enfoque para principiantes y sus métodos prácticos, se sentirá inspirado y motivado para iniciar hoy mismo su viaje hacia la buena forma física.

No espere más para mejorar su equilibrio, fortalecer su cuerpo y disfrutar de un estilo de vida más activo. Únase a las innumerables personas mayores que ya han transformado sus vidas con el poder de los ejercicios para el núcleo. Su camino hacia una mejor salud comienza aquí: en las páginas de nuestro libro. Comience a leerlo ahora y dé el primer paso hacia una persona más feliz y saludable.

Capítulo 1: La importancia del núcleo

El núcleo es algo más que un conjunto de músculos; es el centro neurálgico de su cuerpo. Para envejecer con gracia, necesita comprender su importancia. Imagínese esto: el núcleo es como los sólidos cimientos de un edificio. Sin él, todo lo demás se desmorona. En este capítulo, exploraremos la anatomía del núcleo y desentrañaremos su papel vital en la vida cotidiana.

En esencia, el núcleo se compone de varios músculos, principalmente el recto abdominal, los oblicuos y el transverso abdominal. Estos músculos envuelven su sección media como un escudo protector. Pero hacen algo más que proporcionarle esos codiciados abdominales six-pack. Estos músculos son los héroes anónimos detrás de cada movimiento que usted hace.

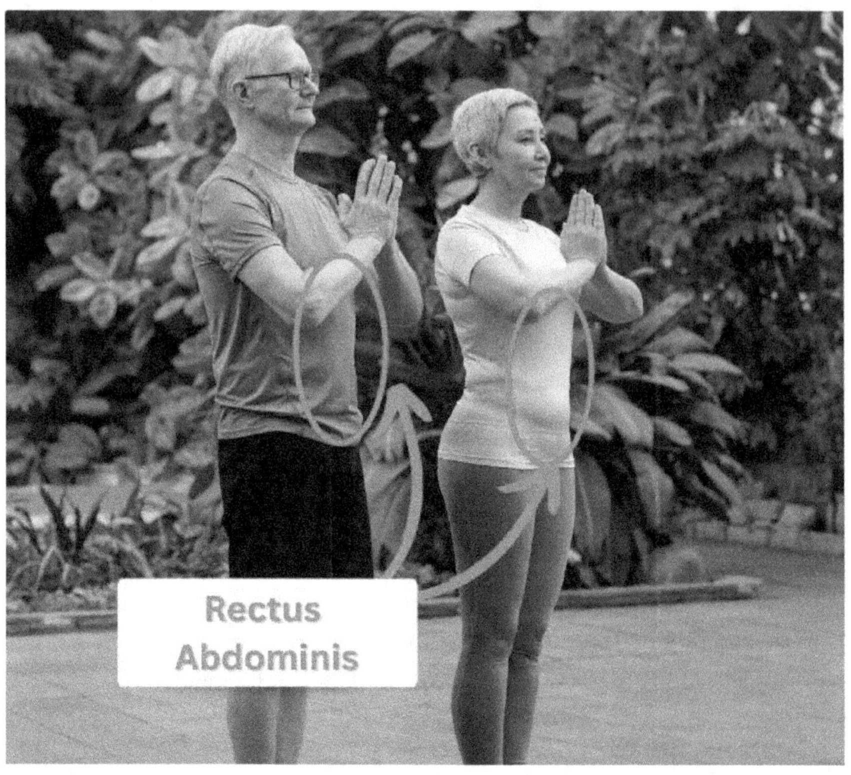

https://www.pexels.com/photo/couple-practicing-yoga-6787498/

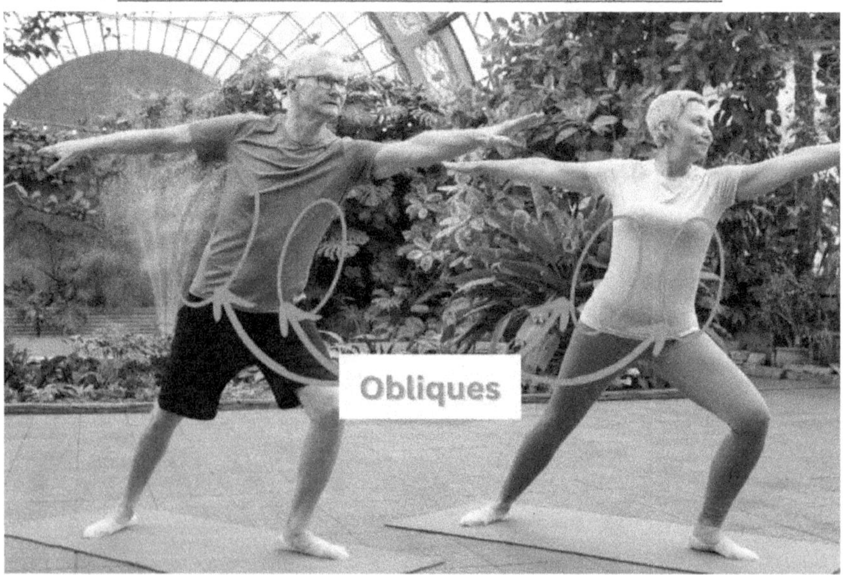

https://www.pexels.com/photo/couple-practicing-yoga-6787440/

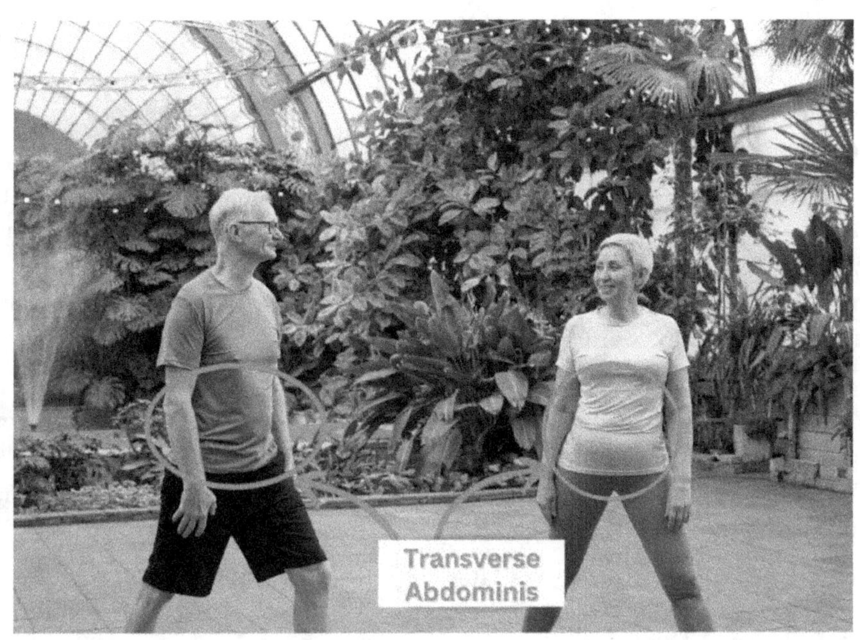

https://www.pexels.com/photo/couple-practicing-yoga-6787501/

Pero ¿por qué debería preocuparse por este funcionamiento interno? Bueno, aquí está el secreto: su núcleo no es solo para tener un cuerpo listo para la playa. Se trata de funcionalidad, estabilidad y bienestar general.

Piense en su rutina diaria. Desde el momento en que se levanta de la cama hasta que coge el café de la mañana, su núcleo trabaja silenciosamente. Cuando se agacha para atarse los cordones, los músculos del núcleo se activan para sostener la columna y evitar tensiones. Cuando coge un libro de una estantería alta, su núcleo le ayuda a mantener el equilibrio. Cada paso, cada movimiento, cada giro: su núcleo está ahí, asegurándose silenciosamente de que pueda afrontar los retos de la vida con gracia.

Imagínese recogiendo una bolsa de la compra. Los músculos de su núcleo entran en acción, estabilizando su columna y evitando que se caiga como una torre de Jenga. Son como los guardaespaldas personales de su cuerpo, protegiendo su espalda de lesiones.

Ahora, piense en el equilibrio. ¿Hacer equilibrios sobre un pie mientras se ata los cordones de los zapatos? Sus músculos del núcleo están haciendo su magia para mantenerle erguido. Son los equilibristas de su cuerpo, asegurándose de que no tropieza ni se cae.

Pero la cosa no acaba ahí. Su núcleo es el amortiguador de su cuerpo. Cuando da un paso, salta o incluso se ríe, amortigua el impacto en su columna vertebral, evitándole un mundo de dolor. Es como tener amortiguadores incorporados para su cuerpo.

A medida que envejece, mantener un núcleo fuerte se vuelve aún más crítico. Imagínese en sus años dorados. Quiere permanecer activo, ¿verdad? Su núcleo es su aliado en esta batalla contra el tiempo. Le mantiene firme sobre sus pies, permitiéndole disfrutar de paseos, bailar y jugar con sus nietos sin miedo a perder el equilibrio.

No nos olvidemos de la postura. ¿Ha visto alguna vez a alguien jorobado? Lo más probable es que sus músculos centrales no estuvieran a la altura. Un núcleo fuerte sostiene una postura erguida, ayudándole a mantenerse erguido y seguro de sí mismo con el paso de los años. Adiós, encorvarse; ¡hola, elegancia!

Hablemos ahora de las actividades cotidianas que a menudo damos por sentadas. Desde levantarse de la cama hasta alcanzar ese tarro de mantequilla de cacahuete en el estante superior, sus músculos centrales trabajan duro. Proporcionan estabilidad, fuerza y movilidad, haciendo que su vida diaria sea más fluida y agradable.

A medida que avanzamos por la vida, se nos presentan retos. Ya sea levantar una maleta pesada o agacharse para atarse los zapatos, su núcleo está ahí para echarle una mano. Es su compañero de confianza, asegurándose de que afronta estas tareas con facilidad y gracia.

En un mundo que cambia constantemente, una cosa sigue siendo cierta: la importancia del núcleo para ayudarle a envejecer con gracia. Sus músculos no son solo para aparentar; son los héroes silenciosos de su cuerpo, trabajando incansablemente para mantenerle fuerte, estable y libre de lesiones.

Su núcleo es un eje central que conecta todos los sistemas de su cuerpo. No se trata solo de fuerza física; influye en su postura, su respiración e incluso su digestión. Un núcleo débil puede hacer que se encorve, lo que provoca una serie de problemas, como dolor de espalda y disminución de la capacidad pulmonar. También puede afectar a la eficacia con la que funciona su sistema digestivo, lo que puede provocar molestias y una mala absorción de nutrientes.

Un núcleo débil es algo más que una preocupación estética; puede afectar a su salud general y a su vida diaria. Sus músculos centrales, incluidos los abdominales, la zona lumbar y la pelvis, desempeñan un papel crucial a la hora de estabilizar su cuerpo y sostener la columna vertebral. Según un estudio publicado en el *Journal of Physical Therapy Science*, el 64 % de las personas con una mala postura tenían los músculos del núcleo débiles. Esto pone de relieve una fuerte conexión entre ambos. Cuando su núcleo es débil, puede dar lugar a una serie de signos y síntomas que no siempre son evidentes.

Uno de los signos más evidentes de un núcleo débil es una mala postura. Si se encuentra encorvado o jorobado con frecuencia, es probable que se deba a una fuerza insuficiente del núcleo. Unos músculos centrales débiles también pueden provocar dolores lumbares. Su núcleo proporciona apoyo a la columna vertebral y, cuando es débil, los músculos de la espalda pueden tener que compensarlo, provocando molestias o dolor. El Instituto Nacional de Trastornos Neurológicos y Accidentes Cerebrovasculares informa de que el dolor de espalda afecta al 80 % de los adultos en algún momento. Una mala postura debida a un núcleo débil puede contribuir a este problema.

Además, los músculos centrales son esenciales para el equilibrio. Si a menudo se siente inestable o tiene dificultades para mantener el equilibrio, la fuerza de su núcleo podría ser la culpable. Los problemas de equilibrio suelen indicar un núcleo débil, y las cifras lo respaldan. Según el Instituto Nacional sobre el Envejecimiento, el 28, 7 % de las personas de 65 años o más sufren caídas cada año, y los problemas de equilibrio son una de las causas principales.

Un núcleo fuerte estabiliza su cuerpo, evitando estas caídas. Además, la falta de equilibrio no discrimina por edad. Un núcleo débil no solo afecta a los adultos mayores, sino también a los individuos más jóvenes. Un estudio publicado en el *Journal of Sports Science & Medicine* mostró que el 68 % de los atletas con problemas de equilibrio tenían los músculos centrales más débiles.

Sorprendentemente, ¡un núcleo débil puede afectar incluso a su digestión! Unos músculos abdominales débiles pueden provocar problemas digestivos, como el estreñimiento, ya que desempeñan una función de sostén de los órganos implicados en la digestión. En primer lugar, el estreñimiento puede convertirse en un problema habitual. Unos músculos centrales débiles hacen más difícil que sus músculos abdominales ayuden en el movimiento natural de compresión de sus intestinos, ralentizando el movimiento de los desechos alimenticios.

Además, el reflujo ácido puede volverse más frecuente. Un núcleo débil puede causar una mala postura, lo que a su vez puede provocar una relajación del esfínter esofágico inferior, permitiendo que el ácido estomacal vuelva al esófago. Las estadísticas muestran que alrededor del 20 % de los estadounidenses padecen estreñimiento crónico, y cerca del 20 al 30 % experimentan síntomas de reflujo ácido con regularidad. Estas cifras ponen de manifiesto la prevalencia de los problemas digestivos en la población.

A veces, un núcleo débil también puede poner en peligro la vida. Unos músculos centrales débiles pueden hacerle más susceptible a las lesiones, sobre todo al realizar actividades físicas o deportes. Es más fácil sufrir una distensión o un esguince en otros músculos si su núcleo no puede proporcionar la estabilidad necesaria para estos movimientos. Las estadísticas muestran que las personas con músculos centrales poco desarrollados tienen más probabilidades de lesionarse durante las actividades físicas.

La enorme cifra del 62 % de todas las lesiones relacionadas con el deporte están vinculadas a una escasa fuerza del núcleo. ¡Eso es más de la mitad! Cuando su núcleo no aguanta, otros músculos tienen que compensarlo. Se sobrecargan y se tensan, provocando lesiones. Piénselo así: si su núcleo es el quarterback, el resto de sus músculos son la línea ofensiva. Si el quarterback flaquea, todo el equipo sufre.

Pero he aquí la buena noticia: no necesita convertirse en una rata de gimnasio o un fanático del fitness para cosechar los beneficios de un núcleo fuerte. Unos ejercicios sencillos y cotidianos pueden marcar la diferencia. Imagínese hacer una serie suave de elevaciones de piernas acostado boca arriba o mantener una plancha durante unos segundos cada día. Estos pequeños esfuerzos pueden fortalecer gradualmente su núcleo y mejorar su bienestar general.

La importancia del núcleo va más allá de la salud física; también tiene un profundo impacto en su bienestar mental y emocional. Su núcleo no son solo esos músculos que ve en los carteles de fitness; es todo un escuadrón de músculos en lo más profundo de su vientre y espalda. Son como los agentes secretos de su cuerpo, trabajando duro para mantenerle estable y equilibrado. Pero no son solo para cosas físicas; desempeñan un papel crucial en cómo se siente por dentro.

En primer lugar, sus músculos centrales son como un guardaespaldas para su columna vertebral. La mantienen recta y fuerte, lo que puede ayudar a reducir el dolor de espalda. Y todos sabemos que cuando su espalda se siente bien, su estado de ánimo tiende a seguirle. Por lo tanto, un núcleo fuerte puede ser su arma secreta contra esos molestos dolores que le bajan el ánimo. Pero los superpoderes del núcleo no acaban ahí.

Cuando trabaja esos músculos, no solo está fortaleciendo su cuerpo; también está aumentando su autoestima. Es como llevar una capa invisible de superhéroe. Se mantiene erguido y se siente más capaz, y esa energía positiva se contagia a su mente y sus emociones. Fortalecer su núcleo tiene una plétora de beneficios que pueden mejorar su vida diaria. Así que, ¡vamos a sumergirnos en los 10 principales beneficios de tener un núcleo fuerte!

Mejora de la postura

Un núcleo fuerte le ayuda a mantenerse erguido y a sentarse recto. Imagine su núcleo como el ancla de un barco. Mantiene todo estable y en el lugar correcto. Una de sus principales funciones es sostener la columna vertebral, esa larga estructura ósea que va desde el cuello hasta la parte baja de la espalda. Cuando su núcleo es fuerte, actúa como un guardaespaldas fiable para su columna vertebral, manteniéndola sana y salva.

Hablemos ahora de encorvarse. Todos hemos sido culpables de ello en algún momento: esa postura perezosa y encorvada que aparece cuando estamos cansados o no prestamos atención. Pero, ¿adivine qué? Un núcleo fuerte es como el guardaespaldas personal de su cuerpo contra la postura encorvada. Se pone en guardia y dice: "¡No, en mi guardia no!". Le mantiene erguido y evita la temida encorvadura.

Pero aquí está la verdadera magia: un núcleo robusto puede salvarle de los peligros de una mala postura. Ya sabe... ¡ese dolor de espalda constante que le molesta como un mosquito persistente! Cuando su núcleo está en plena forma, actúa como un amortiguador, reduciendo el riesgo de esos molestos problemas relacionados con la postura.

Mejor equilibrio

Los músculos centrales son esenciales para la estabilidad. Fortalecerlos mejora su equilibrio, reduciendo la probabilidad de caídas o lesiones, especialmente a medida que envejece. A medida que envejecemos, nuestro cuerpo pierde de forma natural parte de su estabilidad y equilibrio. Ahí es donde el entrenamiento de la fuerza del núcleo se vuelve aún más esencial. Es como darle a su cuerpo una póliza de seguro contra resbalones, tropezones y caídas. Al mantener fuerte su núcleo, está reduciendo el riesgo de accidentes que pueden provocar lesiones.

Piense en sus músculos centrales como la red de seguridad incorporada a su cuerpo. Le protegen de esos momentos inesperados en los que puede perder pie o tropezar en un terreno irregular. Y no se trata solo de prevenir las caídas: un núcleo fuerte también puede ayudarle a realizar las tareas cotidianas con facilidad, como agacharse para recoger algo del suelo o alcanzar objetos en estanterías altas sin perder el equilibrio.

Así que no subestime el poder de sus músculos del núcleo. Fortalecerlos es como dotar a su cuerpo de un escudo contra la inestabilidad. Es una forma práctica e inteligente de mantenerse ágil y sin lesiones, sea cual sea su edad.

Mejora del rendimiento atlético

Tanto si practica algún deporte como si simplemente le gusta correr de vez en cuando, un núcleo fuerte ayuda a mejorar su rendimiento atlético general. Proporciona una base sólida para todos los movimientos, desde correr hasta levantar pesas. Hablemos ahora de potencia y velocidad. Ya esté esprintando, saltando o lanzando, generar potencia desde su núcleo es esencial. Un núcleo fuerte le permite transferir la fuerza con eficacia, haciendo que sus movimientos sean más explosivos y eficientes. Esto es especialmente beneficioso para los atletas que desean mejorar su rendimiento en deportes como el baloncesto, el fútbol o el atletismo.

Además, su núcleo es el vínculo entre la parte superior e inferior de su cuerpo. Conecta sus brazos y piernas, permitiéndoles trabajar en armonía. Cuando su núcleo es fuerte, puede maximizar la coordinación entre estas extremidades, lo que resulta en movimientos más suaves y controlados. Imagine la precisión que se requiere en actividades como el tenis, el golf o incluso la natación: un núcleo fuerte es el ingrediente secreto para destacar en estos deportes.

Alivio del dolor de espalda

Un núcleo débil puede provocar dolor de espalda. Pero uno fuerte puede aliviarlo o incluso prevenirlo proporcionando el apoyo necesario a su columna vertebral y reduciendo la tensión en la zona lumbar.

Imagínese que su casa tuviera unos cimientos poco firmes. No podría soportar las tensiones de la vida diaria y podrían comenzar a aparecer grietas en las paredes. Del mismo modo, si su núcleo es débil, su columna vertebral no podrá soportar las tensiones de las actividades cotidianas, lo que provocará dolores de espalda.

Pero cuando tiene un núcleo robusto, es como tener una base sólida para su cuerpo. Ayuda a distribuir el peso de la parte superior de su cuerpo de manera uniforme, reduciendo la tensión en la parte inferior de su espalda. Esto es crucial para prevenir el dolor de espalda y mantener una columna vertebral sana.

Así que, si ha estado lidiando con molestos dolores de espalda, no subestime el poder de un núcleo fuerte. No se trata de tener abdominales six-pack o de parecer un culturista. Se trata de dar a su columna vertebral el apoyo que necesita para mantenerle sin dolor y capaz de moverse cómodamente. Incorporar ejercicios de fortalecimiento del núcleo a su rutina puede suponer una gran diferencia. Actividades sencillas como las planchas, los puentes y las elevaciones de piernas pueden ayudar a desarrollar esos músculos del núcleo esenciales.

Metabolismo potenciado

El metabolismo es el proceso que utiliza su cuerpo para convertir los alimentos que ingiere en energía. Un metabolismo más rápido significa que su cuerpo quema más calorías, incluso cuando está en reposo. ¿Quién no querría eso?

Entonces, ¿cómo ayuda el fortalecimiento de su núcleo al metabolismo? Todo depende de los ejercicios que haga. Muchos ejercicios enfocados al núcleo involucran múltiples grupos musculares, no solo sus músculos centrales. Esta es una noticia fantástica para su metabolismo porque significa que está quemando más calorías durante estos ejercicios.

Piénselo de esta manera: cuando hace una plancha, no solo está trabajando sus abdominales. También está haciendo trabajar los músculos de las piernas, los brazos e incluso los hombros. Toda esta actividad aumenta su ritmo cardíaco y la quema de calorías, dando a su metabolismo un buen empujoncito.

Pero no se trata solo de las calorías que quema durante su entrenamiento. Un núcleo fuerte apoya sus actividades diarias, haciéndolas más eficientes energéticamente. Tanto si está haciendo la compra como jugando con sus hijos, un núcleo sólido le ayuda a realizar estas tareas con facilidad, lo que, a su vez, le ayuda a quemar más calorías a lo largo del día.

Respiración mejorada

La forma en que se sienta o está de pie puede afectar a su respiración. Si su núcleo es débil y su postura es encorvada, sus pulmones no pueden expandirse completamente. Esto significa que no está recibiendo tanto oxígeno como podría con una postura adecuada y un núcleo fuerte. Sus pulmones son como globos; se expanden y contraen con cada respiración.

Un núcleo fuerte ayuda a crear el espacio necesario para que sus pulmones se expandan completamente. Esto significa que puede inhalar más oxígeno con cada respiración, lo que favorece la respiración y mejora la función respiratoria en general.

Un compromiso adecuado del núcleo mejora la eficacia de su respiración. Cuando respira, su diafragma, un músculo en forma de cúpula situado debajo de la caja torácica, se contrae y se aplana. Este movimiento crea un vacío en la cavidad torácica, arrastrando el aire hacia los pulmones. Un núcleo fuerte sostiene el movimiento del diafragma, facilitándole la respiración profunda y eficaz.

Su sangre transporta oxígeno a todas las partes de su cuerpo. Con una respiración mejorada gracias a un núcleo fuerte, su sangre recibe un suministro fresco de oxígeno con cada respiración. Esto significa que sus músculos, su cerebro y cada célula de su cuerpo reciben el oxígeno que necesitan para funcionar de forma óptima.

Prevención de lesiones

Cuando se tiene un núcleo robusto, es como tener unos cimientos sólidos para un edificio. Cuando hablamos de prevención de lesiones, a menudo nos imaginamos cascos acolchados o rodilleras. Sin embargo, lo que mucha gente pasa por alto es el increíble papel que desempeñan sus músculos centrales en la protección de su cuerpo. Son como los guardaespaldas naturales de su cuerpo, y hacen su trabajo de forma silenciosa pero eficaz.

Entonces, ¿qué hacen estos músculos del núcleo? Bueno, proporcionan un apoyo increíble a sus articulaciones y músculos. Piense en ellos como en los robustos pilares que sostienen un puente. Cuando su núcleo es fuerte, ayuda a distribuir la carga uniformemente, reduciendo la tensión en otras partes de su cuerpo. Esto significa que es menos probable que sufra esas desagradables torceduras y esguinces que pueden dejarle al margen.

Unos músculos centrales fuertes no solo le protegen durante las actividades físicas, sino que también favorecen su postura en la vida cotidiana. Encorvarse en el escritorio o al hablar por teléfono puede forzar la espalda y el cuello, provocando molestias y posibles lesiones.

No nos olvidemos de la espalda. El dolor de espalda es una queja común, y un núcleo débil es a menudo el culpable. Cuando su núcleo no está haciendo su trabajo, su espalda tiene que recoger la holgura, lo que conduce a la sobrecarga y el dolor. Fortalecer su núcleo puede ayudar a aliviar esta carga y mantener su espalda feliz.

Un vientre más plano (¡Sí, de verdad!)

Aunque no todo es estética, tener un núcleo fuerte puede ayudar a tonificar sus músculos abdominales. Esto puede dar lugar a un vientre más plano y tonificado, ¡un buen extra!

Ahora que conoce los fantásticos beneficios de tener un núcleo fuerte, probablemente se esté preguntando cómo conseguirlo. Afortunadamente, no necesita equipos sofisticados ni horas en el gimnasio. Ejercicios sencillos como las planchas, los puentes y las elevaciones de piernas pueden hacer maravillas para fortalecer su núcleo. Solo recuerde comenzar despacio y aumentar gradualmente la intensidad para evitar lesiones.

La constancia es la clave. Intente incorporar ejercicios de fortalecimiento del núcleo a su rutina al menos un par de veces por semana. Empezará a notar los beneficios en su vida diaria, desde la mejora de la postura hasta el aumento de los niveles de energía.

Capítulo 2: La anatomía del núcleo: Algo más que abdominales

Cuando pensamos en el "núcleo", la primera imagen que a menudo nos viene a la mente es un conjunto de abdominales cincelados, esculpidos a la perfección. Pero el núcleo es mucho más que esos codiciados músculos del six-pack. Es como pensar que un iceberg es solo su punta: hay mucho más bajo la superficie. Sumerjámonos de lleno y descubramos todo lo que hay que saber sobre el núcleo.

Su núcleo implica un equipo dinámico de músculos que trabajan juntos. Hablamos de los músculos de la espalda, los costados e incluso algunos de su interior. Crean una faja muscular que envuelve su sección media, proporcionándole estabilidad, apoyo y fuerza. Claro que tener unos abdominales tonificados queda muy bien en la playa, pero la verdadera magia del núcleo ocurre entre bastidores:

Abdominales

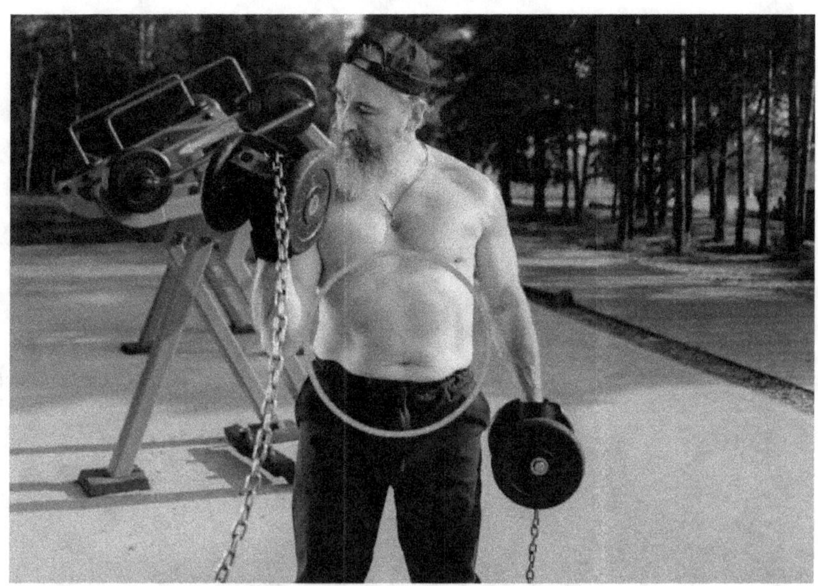

Los abdominales, a menudo denominados abs, son una parte esencial de la fuerza del núcleo de su cuerpo. Piense en ellos como su armadura incorporada, protegiendo sus tesoros más íntimos. Estos músculos abdominales son un equipo diverso, con jugadores destacados como el recto abdominal, conocido por su distintivo aspecto de "six-pack", y los oblicuos, los fiables compinches. Juntos, forman una potencia que hace más de lo que parece.

El recto abdominal es como la "pieza central" de este equipo. Es el músculo responsable del llamativo aspecto de paquete de seis que mucha gente desea. Situado en la parte delantera y central de su abdomen, este músculo es el jugador clave en la flexión de su torso, lo que le permite inclinarse hacia adelante y sentarse. Cuando hace abdominales o sentadillas, está ejercitando el recto abdominal.

Pero espere, hay más en la historia. Sus oblicuos, situados a los lados de su abdomen, son igualmente cruciales. Existen dos tipos: los oblicuos internos y los externos. Estos músculos le permiten torcer y girar el torso, dándole la agilidad necesaria para alcanzar algo que tiene detrás o blandir un palo de golf con precisión.

Hablemos ahora de protección. Sus abdominales sirven de escudo natural para sus órganos vitales. Justo debajo de ese six-pack o de esos oblicuos, su hígado, intestinos y otros preciosos órganos internos encuentran un santuario. Estos músculos actúan como una barrera, amortiguando sus entrañas de posibles daños. Es como tener un guardaespaldas personal para sus órganos.

Músculos de la espalda

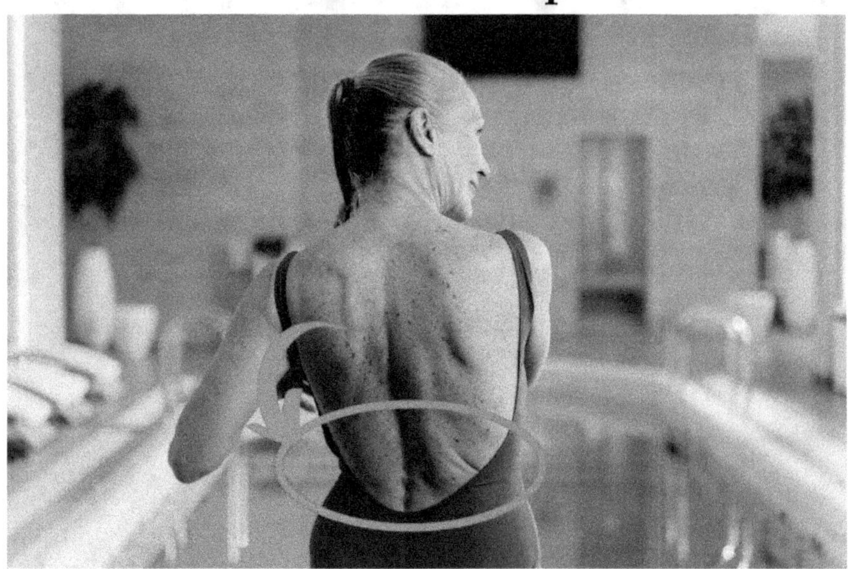

Los músculos de la espalda desempeñan un papel crucial a la hora de sostener la columna vertebral y facilitar diversos movimientos de la parte superior del cuerpo. Piense en ellos como en las fuertes cuerdas que sostienen una robusta tienda de campaña, garantizando su estabilidad y funcionalidad. En este artículo, profundizaremos en el fascinante mundo de los músculos de la espalda, centrándonos específicamente en los erectores espinales y el dorsal ancho.

Los erectores espinales, situados a ambos lados de la columna vertebral, son esenciales para mantener una postura erguida. Formados por tres grupos de músculos; el iliocostal, el músculo longísimo y el músculo espinoso, estos músculos trabajan armoniosamente para mantener recta su columna vertebral. Cuando se pone de pie o se sienta erguido, son los erectores espinales los que evitan que se encorve y sostienen su columna vertebral. Son los héroes anónimos detrás de su postura sin esfuerzo.

Además, los músculos erectores espinales son fundamentales para controlar el movimiento de su columna vertebral. Tanto si se inclina hacia delante para coger un objeto como si se arquea hacia atrás para estirarse, estos músculos participan activamente. Proporcionan la estabilidad y el control necesarios para estos movimientos, previniendo cualquier posible lesión en su columna vertebral.

Ahora, dirijamos nuestra atención al dorsal ancho, a menudo conocido como "dorsales". Estos músculos grandes, con forma de abanico, están situados a los lados de su espalda, asemejándose a unas poderosas alas. Aunque puede que no le ayuden a volar, desempeñan un papel fundamental en diversos movimientos de la parte superior del cuerpo.

La función principal del dorsal ancho es realizar la extensión del hombro, que consiste en tirar del brazo hacia abajo y hacia atrás. Esta acción es especialmente evidente cuando realiza ejercicios como las dominadas o el remo, en los que sus dorsales están muy comprometidos. Le proporcionan la fuerza necesaria para realizar estos movimientos con facilidad y eficacia.

Además, el dorsal ancho también contribuye a la aducción del hombro, que es el acto de acercar el brazo a la línea media del cuerpo. Esta función es esencial para movimientos como estirar el brazo a lo largo del cuerpo o realizar una brazada de natación fuerte y controlada.

En esencia, los músculos de su espalda, incluidos los erectores espinales y el dorsal ancho, no son meras estructuras pasivas de apoyo. Son dinámicos y potentes, y le permiten mantener una postura erguida, realizar actividades cotidianas y practicar diversas formas de ejercicio.

Suelo pélvico

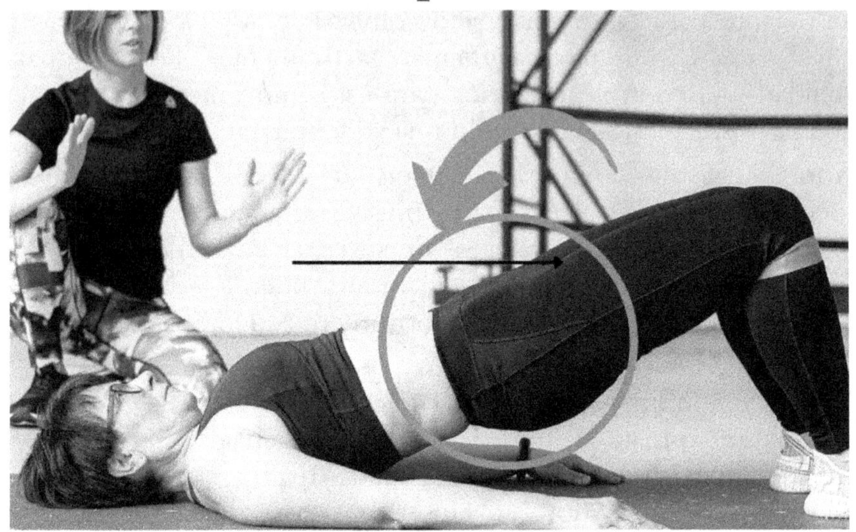

Imagine su suelo pélvico como un fiel trampolín debajo de usted. Este notable grupo de músculos, escondido en la base de su columna vertebral, desempeña un papel crucial a la hora de sostener y salvaguardar sus órganos pélvicos, como la vejiga y los intestinos. Comprender la importancia de su suelo pélvico puede ayudarle a mantener la estabilidad y el control sobre su cuerpo.

Puede que el suelo pélvico no sea un tema que surja a menudo en las conversaciones cotidianas, pero merece nuestra atención. Estos músculos forman una base fuerte y flexible que actúa como una hamaca, acunando sus órganos pélvicos y asegurándose de que permanecen en su sitio. Sin este sistema de apoyo, actividades cotidianas como estar de pie, sentarse o incluso estornudar serían mucho más difíciles.

Su suelo pélvico es una compleja red de músculos, ligamentos y tejidos conectivos. Se asemeja a una cesta tejida, con varios grupos musculares que trabajan juntos armoniosamente. Estos músculos son los responsables de mantener la posición y el funcionamiento de sus órganos pélvicos.

Piense en su vejiga, que contiene la orina, y en sus intestinos, responsables de la digestión. Estos órganos necesitan un sistema de apoyo fiable para funcionar correctamente. Su suelo pélvico se encarga de ello, garantizando que permanezcan en su sitio y funcionen sin problemas.

Cuando los músculos del suelo pélvico están fuertes y sanos, proporcionan el apoyo necesario para evitar que la vejiga y los intestinos se hundan o abulten hacia la vagina o el recto. Esto evita problemas como la incontinencia urinaria y el prolapso de órganos pélvicos, afecciones que pueden afectar significativamente a su calidad de vida.

Su suelo pélvico no solo sirve de apoyo; también es crucial para la estabilidad y el control. Estos músculos trabajan en armonía con los músculos centrales, ayudándole a mantener una postura y un equilibrio adecuados. Cuando activa su suelo pélvico, contribuye a un núcleo fuerte y estable, lo que es esencial para diversas actividades físicas.

Diafragma

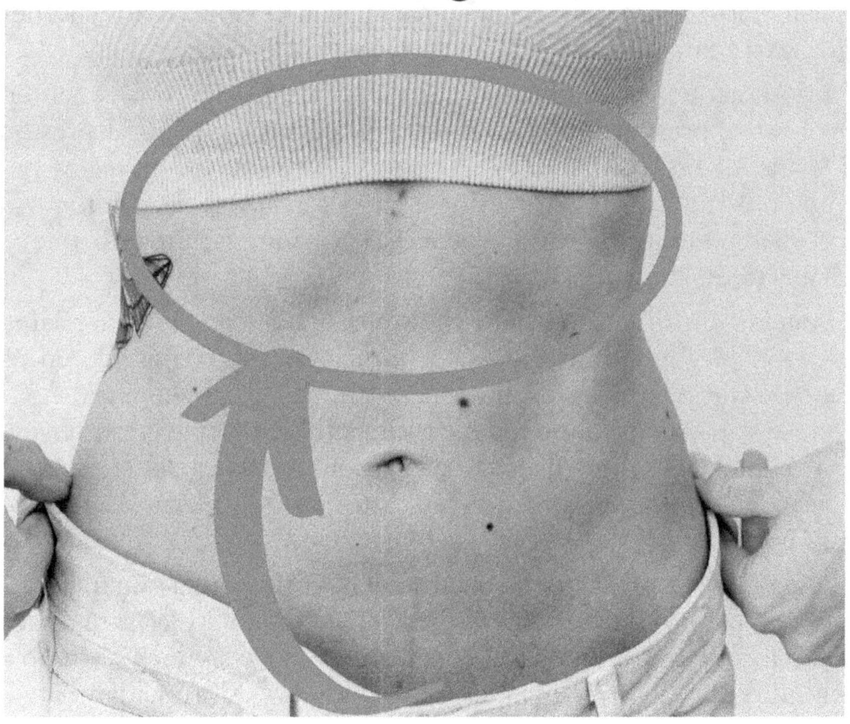

Situado justo debajo de sus pulmones, el diafragma es una maravilla de la naturaleza. Su estructura única en forma de cúpula está diseñada para ser eficaz. Cuando inhala, este poderoso músculo se contrae, aplanándose como el despliegue de un paracaídas. Esta acción crea un vacío en su pecho, atrayendo el aire hacia sus pulmones sin esfuerzo. La exhalación, por el contrario, es un momento de relajación para el diafragma, ya que vuelve a su forma de cúpula, expulsando el aire hacia el exterior.

Pero el diafragma no se limita a respirar; es un multitarea. Cuando levanta objetos pesados o realiza actividades extenuantes, su diafragma se convierte en su firme aliado. Desempeña un papel crucial en la estabilización de su núcleo y la protección de su columna vertebral. Piense en él como el fuerte ancla que le impide tambalearse cuando levanta esa caja pesada o realiza un ejercicio extenuante.

Además, el diafragma es un jugador de equipo. Colabora con sus músculos abdominales, formando un dúo dinámico que proporciona un apoyo esencial a su zona lumbar. Juntos, mantienen una postura correcta y reducen el riesgo de lesiones. Así que, la próxima vez que se agache para atarse los zapatos o haga peso muerto en el gimnasio, recuerde dar las gracias a su diafragma y a su asociación para fortalecer el núcleo.

Curiosamente, el diafragma también desempeña un papel en el control de la presión intraabdominal. Esta regulación de la presión es vital para diversas funciones corporales, como la digestión y los movimientos intestinales. Cuando se ríe a carcajadas, estornuda o da a luz, el diafragma ayuda a controlar esta presión, asegurando que todo permanezca en su sitio.

Mantener un diafragma sano es esencial. Los ejercicios regulares de respiración profunda pueden ayudar a mantener este músculo en plena forma. Practicando una respiración profunda y diafragmática, no solo mejora su capacidad pulmonar, sino que también fortalece su núcleo de forma natural. Es como hacer una revisión periódica de su paracaídas para asegurarse de que siempre está listo para desplegarse cuando sea necesario.

En algunos casos, las personas pueden sufrir hernias diafragmáticas, en las que parte del estómago sobresale a través del diafragma hacia la cavidad torácica. Aunque esta afección es relativamente rara, puede causar molestias y dificultades respiratorias. Afortunadamente, las intervenciones médicas, como la cirugía, pueden corregir estos problemas y restablecer la funcionalidad del diafragma.

Músculo transverso del abdomen

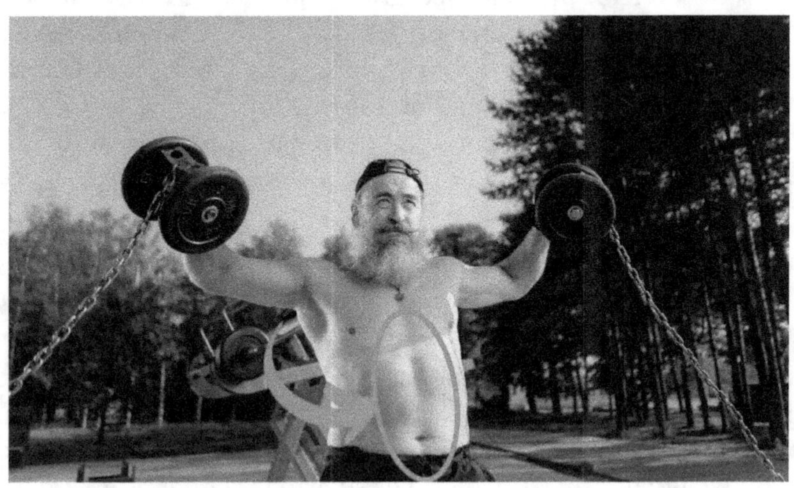

https://www.pexels.com/photo/shirtless-man-lifting-dumbbells-6293101/

El transverso abdominal (TVA) se conoce a menudo como el cinturón de pesas incorporado de su cuerpo, y desempeña un papel crucial a la hora de sostener su núcleo y salvaguardar su columna vertebral. Este músculo es como una joya oculta dentro de su abdomen, y comprender su importancia puede beneficiar enormemente su salud y forma física en general.

Situado en lo más profundo de su pared abdominal, el TVA envuelve su sección media, de forma similar a como un corsé abraza la cintura. Su posición única le permite funcionar como una faja natural, proporcionando estabilidad y apoyo a su columna vertebral y pelvis. Pero eso no es todo; profundicemos en lo que hace que la TVA sea tan notable.

Una de las principales funciones de la TVA es comprimir el contenido abdominal, que incluye sus órganos, y mantenerlos en su sitio. Esta compresión no solo ayuda a mantener una buena postura, sino también a prevenir lesiones durante diversas actividades físicas. Tanto si levanta objetos pesados, practica algún deporte o simplemente se sienta recto, el TVA trabaja para proporcionarle esa estabilidad esencial.

Ahora, puede que se pregunte cómo activar y fortalecer este potente músculo oculto. A diferencia de muchos otros músculos, el TVA no es visible desde el exterior, lo que dificulta su activación mediante ejercicios tradicionales. Sin embargo, existen técnicas específicas que pueden ayudarle a activarlo y fortalecerlo eficazmente.

Una de esas técnicas es la "maniobra de retracción abdominal". Para realizar este ejercicio, imagine que tira de su ombligo hacia la columna mientras mantiene una respiración relajada. Es un movimiento sutil, y puede que no vea ningún cambio visible, pero sentirá una contracción profunda en la parte inferior del abdomen. La práctica regular de esta maniobra puede ayudar a mejorar la fuerza y la resistencia de su TVA.

Un TVA fuerte no es solo cuestión de estética; también es crucial para prevenir el dolor lumbar. Cuando este músculo es débil, puede dar lugar a una mala postura, que a su vez ejerce una tensión excesiva en la zona lumbar. Fortaleciendo su TVA, puede ayudar a aliviar e incluso prevenir esas molestias.

Además, un TVA bien desarrollado contribuye a mejorar el equilibrio y la estabilidad. Si es usted un atleta que busca mejorar su rendimiento o simplemente alguien que quiere moverse por la vida diaria con facilidad, ¡un TVA fuerte es su arma secreta!

Multífido

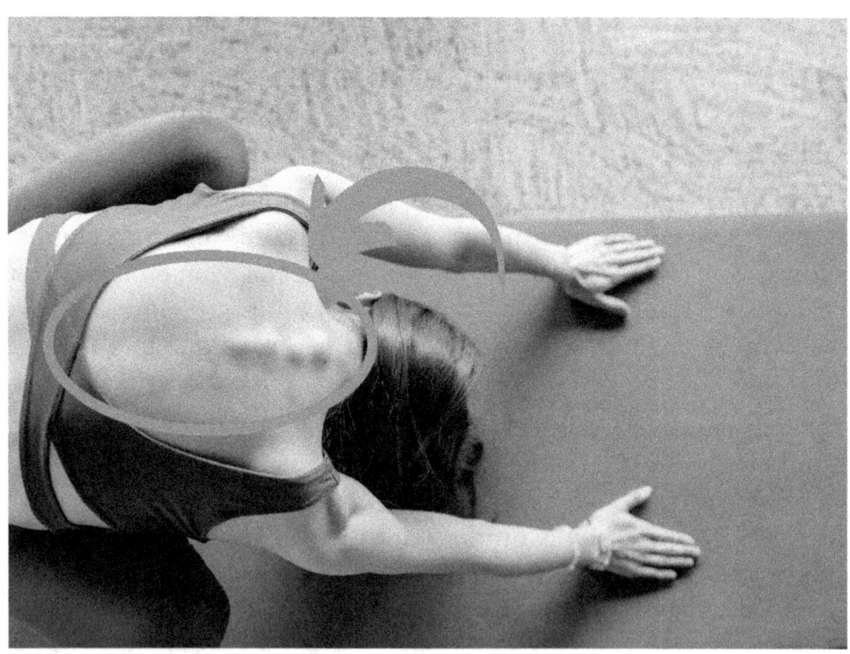

https://www.pexels.com/photo/woman-wearing-gray-crop-top-and-leggings-bowing-down-on-yoga-mat-8436699/

Los músculos multífido, aunque pequeños en tamaño, desempeñan un papel colosal a la hora de sostener su columna vertebral y facilitar su movimiento. Imagíneselos como los héroes anónimos que trabajan incansablemente entre bastidores por el bienestar de su espalda. Estos notables músculos están situados junto a sus vértebras, actuando como firmes guardianes de la estabilidad de la columna vertebral, a la vez que son decisivos para permitir esos gráciles giros y torsiones.

Cuando se trata del bienestar de su columna vertebral, los músculos multífido merecen una ovación de pie. Forman parte de un grupo conocido como los músculos "profundos del núcleo", anidados en lo más profundo de su espalda, más cerca de la columna que de la superficie. Estos músculos no pretenden que usted parezca un culturista, sino que su misión es mantener su columna vertebral fuerte, firme y ágil.

Un aspecto fascinante de los músculos multífido es su increíble adaptabilidad. Se activan automáticamente cuando es necesario, trabajando en tándem con los grupos musculares más grandes que los rodean para proporcionar un apoyo preciso. Cuando se inclina hacia delante para recoger un bolígrafo que se le ha caído o se tuerce para mirar por encima del hombro mientras conduce, los músculos multífido entran en acción, ayudando a la columna vertebral a mantener su alineación correcta.

Mantener unos músculos multífido fuertes y sanos puede ser crucial para prevenir el dolor de espalda y las lesiones. Estos músculos son como los cimientos de un edificio robusto, ya que garantizan que su columna vertebral se mantenga erguida y soporte el peso de su cuerpo con eficacia. Cuando están débiles o descuidados, su columna vertebral puede volverse vulnerable, provocando molestias o incluso problemas más graves.

Un hecho menos conocido sobre los músculos multífido es que también pueden estar implicados en el dolor de espalda crónico. Cuando las lesiones o afecciones afectan a estos músculos, pueden provocar dolor y molestias que perduran en el tiempo. Los fisioterapeutas suelen centrarse en la rehabilitación de los músculos multífido como parte de sus planes de tratamiento para las personas que padecen dolor de espalda persistente.

Oblicuos internos y externos

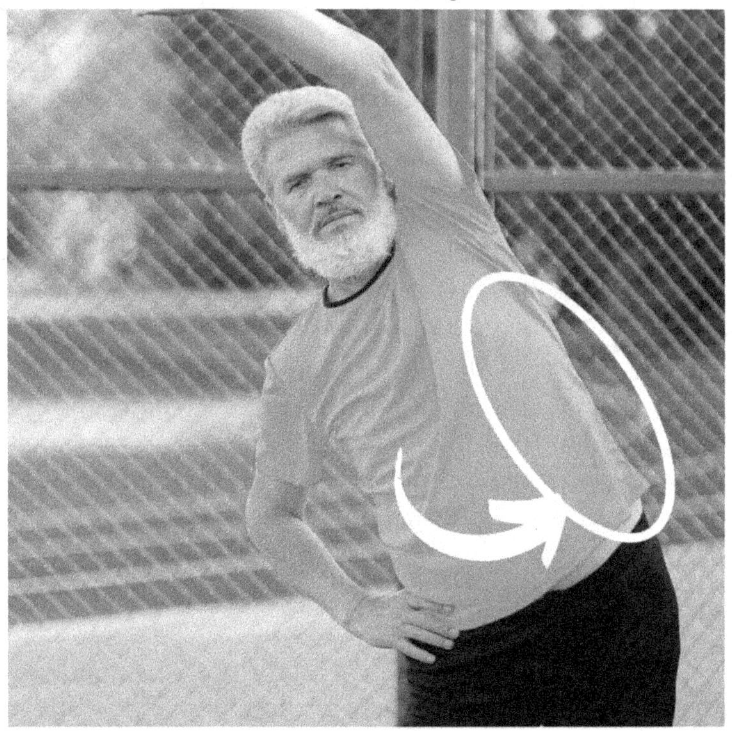

Cuando se trata de mover su cuerpo en un movimiento de giro, piense en sus oblicuos internos y externos como los superhéroes de sus músculos del núcleo. Son como los engranajes de un reloj, que trabajan juntos a la perfección para ayudarle a alcanzar ese objeto escurridizo que le acecha por detrás. Pero profundicemos en estos notables músculos y descubramos sus poderes ocultos.

Los oblicuos internos, situados en lo más profundo de su abdomen, son como los agentes secretos del cuerpo. Discurren en diagonal, se originan en las tres costillas inferiores y se unen a la cresta ilíaca de la pelvis. Estos músculos tienen un papel esencial en la rotación del tronco y la flexión lateral. Cuando usted se retuerce para coger algo del asiento trasero de su automóvil o para golpear un palo de golf, estos músculos encubiertos entran en acción.

No nos olvidemos de su compañero de fechorías, los oblicuos externos. Estos tipos son los superhéroes superficiales, fácilmente visibles a los lados de su abdomen. Van en dirección opuesta a sus homólogos internos, se originan en las costillas inferiores y se unen a la línea alba y a la pelvis. Los oblicuos externos trabajan mano a mano con los internos, y son responsables de acciones como inclinarse hacia un lado y rotar su torso.

Pero espere, ¡hay más! Estos músculos oblicuos no solo se encargan de torcer y girar; también tienen otras funciones esenciales. Proporcionan estabilidad a su columna vertebral, protegiéndola de movimientos excesivos y posibles lesiones. Imagíneselos como el corsé natural del cuerpo, que mantiene todo en su sitio y sostiene la parte baja de la espalda cuando levanta peso o cuando hace una postura complicada de yoga.

Estos músculos también son cruciales para una buena postura. Unos oblicuos débiles pueden llevarle a encorvarse, lo que puede provocar dolor de espalda y una mala alineación. Si mantiene sus oblicuos internos y externos en plena forma, no solo mejorará su capacidad para realizar las tareas diarias con facilidad, sino que también mantendrá una postura sana y erguida.

¿Cómo trabajan juntas estas partes?

Comprender cómo trabajan juntos los músculos centrales es como desentrañar los secretos de un equipo de superhéroes, en el que cada miembro desempeña un papel crucial para mantener la fuerza y la estabilidad de su cuerpo. Así pues, profundicemos en esta fascinante coordinación de músculos que hace que los movimientos cotidianos parezcan sin esfuerzo.

En primer lugar, está el transverso abdominal (TVA), el héroe anónimo de su núcleo. Envuelve su abdomen como un cinturón ceñido. Cuando levanta esa caja pesada, su cerebro llama al TVA para que apriete. ¿Su función? Proporcionar una base sólida para su columna vertebral, manteniéndola segura y estable.

Ahora, no olvidemos el diafragma, el entrenador respiratorio incorporado de su cuerpo. Cuando activa su núcleo, el diafragma interviene para garantizar que su respiración se mantiene estable y controlada. Es como tener a un director experto orquestando su respiración, permitiéndole concentrarse en la tarea que tiene entre manos.

Mientras tanto, el multífido, una serie de pequeños pero poderosos músculos que recorren su columna vertebral hacen silenciosamente su parte. Su función es sostener y estabilizar su columna vertebral durante los movimientos, asegurándose de que mantiene una alineación adecuada.

Pero el núcleo no son solo estos héroes ocultos. Sus abdominales y músculos de la espalda son el dúo dinámico del mundo del núcleo. Se unen en perfecta armonía cuando levanta esa caja pesada. Sus músculos abdominales se contraen, proporcionando la potencia necesaria para levantar, mientras que los músculos de la espalda trabajan diligentemente para sostener su columna vertebral y evitar lesiones. Es como una danza sincronizada de fuerza y equilibrio.

Ahora, hablemos del lado práctico de las cosas. Su núcleo no es solo para levantar cajas; es el eje central de su cuerpo para las actividades cotidianas. Ya sea sentarse erguido en su escritorio, salir a caminar o incluso estar de pie en una fila interminable, sus músculos centrales trabajan duro.

Un núcleo fuerte es la armadura de su cuerpo contra las lesiones. Actúa como un escudo protector, reduciendo el riesgo de torceduras y esguinces. Además, es su mejor amigo cuando se trata de mantener una buena postura. Un núcleo robusto sostiene sin esfuerzo su columna vertebral, ayudándole a mantenerse erguido y seguro de sí mismo.

Capítulo 3: La seguridad ante todo

Un aspecto crítico de la salud general es mantener la fuerza del núcleo, esencial para la estabilidad, el equilibrio y la independencia funcional. Los ejercicios para el núcleo, como las abdominales, las planchas y las elevaciones de piernas, se incorporan habitualmente a las rutinas de fitness para fortalecer los músculos que sostienen la columna vertebral y la pelvis.

Sin embargo, lo que muchos quizá no sepan es que las consideraciones fisiológicas de los adultos mayores son significativamente diferentes de las de los individuos más jóvenes. Esta distinción clave subraya la importancia de informar a los adultos mayores sobre las consideraciones fisiológicas únicas que deben tener en cuenta antes de realizar ejercicios para el núcleo con seguridad.

El proceso de envejecimiento conlleva multitud de cambios en el organismo, como alteraciones en la masa muscular, la densidad ósea, la flexibilidad de las articulaciones y la capacidad cardiovascular. Estos cambios relacionados con la edad pueden tener un profundo impacto en la capacidad de un individuo para realizar actividades físicas, en particular ejercicios para el núcleo.

Por lo tanto, los adultos mayores deben comprender cómo afectan estos cambios fisiológicos a su capacidad para realizar ejercicios para el núcleo de forma segura y eficaz. En este contexto, un enfoque adaptado al entrenamiento de los músculos centrales que tenga en cuenta las necesidades y limitaciones específicas de las personas mayores es esencial para promover su salud general y su calidad de vida.

En este debate, exploraremos las consideraciones fisiológicas únicas que los adultos mayores deben tener en cuenta a la hora de realizar ejercicios para el núcleo. Con ello, pretendemos dotar a las personas mayores de los conocimientos que necesitan para tomar decisiones informadas sobre sus rutinas de ejercicio, reducir el riesgo de lesiones y maximizar los beneficios de los ejercicios de fortalecimiento del núcleo en el contexto de envejecer con elegancia y salud.

Huesos que dan testimonio del tiempo

Los huesos son estructuras increíbles de nuestro cuerpo, como los fuertes andamios de un rascacielos. Cuando somos jóvenes, son duros y robustos, como el armazón de ese rascacielos. Pero a medida que envejecemos, nuestros huesos sufren cambios. Es como si dejaran pistas sobre el paso del tiempo en nuestro cuerpo.

Uno de los cambios más comunes es la disminución de la densidad ósea. Puede pensar en la densidad ósea como en lo apretados y fuertes que son sus huesos. En la juventud, son como un bloque sólido de hormigón, pero a medida que envejece, se parecen más a una esponja. Esta reducción de la densidad ósea hace que sus huesos sean más delicados y propensos a romperse.

Para comprender por qué los huesos pierden densidad en la vejez, primero debemos entender la estructura fundamental de nuestros huesos. Piense en ellos como un entramado complejo y vivo compuesto principalmente por dos componentes clave: minerales y proteínas. Los minerales de calcio y fosfato forman los cimientos robustos, como el acero de un edificio, mientras que las proteínas de colágeno actúan como la argamasa flexible, proporcionando resistencia.

En nuestros años de juventud, nuestros cuerpos son maestros en mantener un delicado equilibrio entre la construcción y la descomposición del tejido óseo. Este equilibrio garantiza que nuestros huesos se mantengan robustos y puedan adaptarse a diversas tensiones y presiones. Pero a medida que envejecemos, este equilibrio puede inclinarse a favor de la descomposición ósea, provocando una disminución de la densidad ósea. ¿Por qué ocurre esto?

Las hormonas: Un actor clave en este drama de la densidad ósea son nuestras hormonas, especialmente el estrógeno y la testosterona. Estas hormonas tienen un impacto significativo en la salud ósea. En las mujeres, los niveles de estrógeno descienden bruscamente durante la menopausia, lo que provoca una pérdida ósea acelerada. En los hombres, un descenso gradual de la testosterona también contribuye a la reducción de la densidad ósea. Estos cambios hormonales pueden debilitar el proceso de formación ósea.

Edad: Otro culpable de la disminución de la densidad ósea es un proceso natural llamado "remodelación ósea". Imagine sus huesos como una bulliciosa obra en construcción. El tejido óseo viejo es demolido continuamente por unas células llamadas osteoclastos, mientras que los osteoblastos construyen hueso nuevo. En nuestros años de juventud, el equilibrio se inclina más hacia la formación de hueso. Pero a medida que envejecemos, este equilibrio se inclina, y los osteoclastos superan a los osteoblastos, lo que se traduce en una pérdida neta de densidad ósea.

Falta de actividad física: Los huesos, como los músculos, prosperan cuando se enfrentan a la resistencia y el esfuerzo. Las actividades regulares en las que se soporta peso (como caminar, trotar o levantar pesas) estimulan a las células formadoras de hueso para que hagan su trabajo. Sin embargo, la inactividad puede provocar el debilitamiento de los huesos, haciéndolos más susceptibles a las fracturas.

Nutrición: Es otro elemento esencial en la ecuación de la densidad ósea. El calcio, la vitamina D y otros nutrientes son como los materiales de construcción necesarios para construir unos huesos fuertes. Una dieta carente de estos nutrientes puede dificultar la salud ósea, sobre todo a medida que envejecemos y nuestro organismo se vuelve menos eficiente a la hora de absorber estos elementos vitales.

Afecciones médicas: Además, ciertos medicamentos y afecciones médicas pueden acelerar la pérdida de masa ósea. El uso prolongado de corticosteroides, por ejemplo, puede debilitar los huesos, al igual que afecciones como la artritis reumatoide, que desencadena una respuesta inflamatoria que puede afectar a la densidad ósea.

Genética: También desempeña un papel. Algunos individuos pueden heredar de sus padres un mayor riesgo de osteoporosis y una densidad ósea reducida. Aunque no podemos controlar nuestra genética, comprender este riesgo puede ayudarnos a tomar medidas proactivas para mantener la salud ósea.

Cuando se trata de mantener su núcleo fuerte, tener huesos débiles no significa que tenga que quedarse al margen. Con algunas estrategias sencillas y concienciación, ¡puede realizar con seguridad ejercicios para el núcleo que contribuyan a su salud general!

Los músculos importan

Los músculos, esos poderosos motores que impulsan nuestro cuerpo, desempeñan un papel fundamental en nuestra vida diaria. Son los héroes anónimos detrás de cada movimiento que hacemos, desde levantarnos de la cama hasta levantar una bolsa de la compra. Cuando somos jóvenes, nuestros músculos son como superhéroes, robustos y listos para la acción. Nos permiten transportar cargas pesadas, correr, saltar y llevar una vida activa. Pero, con el paso de los años, estos músculos antaño poderosos empiezan a debilitarse, y es una parte natural del envejecimiento.

Ahora bien, quizá se pregunte por qué nuestros músculos se debilitan a medida que envejecemos. Pues bien, existen unas cuantas razones para este debilitamiento natural. Una de las principales razones del debilitamiento muscular con la edad es la disminución de la masa muscular. Este proceso, conocido como sarcopenia, comienza ya a los 30 años, pero se hace más notable a medida que envejecemos. Es como si sus músculos dijeran lentamente: "Me tomo un descanso".

Cambios en la fibra muscular: Los músculos están formados por pequeñas fibras musculares. Estas fibras desempeñan un papel crucial en la contracción y la fuerza muscular. A medida que envejecemos, estas fibras musculares se vuelven más pequeñas y menos numerosas, lo que dificulta que nuestros músculos generen la fuerza que solían generar.

Producción hormonal reducida: Hormonas como la testosterona y la hormona del crecimiento son esenciales para el crecimiento y el mantenimiento de los músculos. Por desgracia, a medida que envejecemos, nuestro cuerpo produce menos de estas hormonas. Es como si el equipo de construcción muscular se redujera.

Menos actividad física: Muchas personas se vuelven menos activas a medida que envejecen, lo que puede contribuir al debilitamiento muscular. Cuando utiliza menos sus músculos, éstos se vuelven menos robustos. Por tanto, mantenerse activo es como un arma secreta contra el envejecimiento muscular.

Absorción de nutrientes: Sus músculos necesitan los nutrientes adecuados para mantenerse fuertes. Pero a medida que envejece, es posible que su cuerpo no absorba estos nutrientes con la misma eficacia. Es como si sus materiales de construcción muscular se perdieran en el camino.

Función nerviosa: Los nervios envían señales a sus músculos, indicándoles cuándo deben contraerse. Con la edad, la función nerviosa puede disminuir, provocando una menor activación muscular. Es como una falta de comunicación entre su cerebro y sus músculos.

Inflamación y estrés oxidativo: La inflamación crónica y el estrés oxidativo pueden dañar el tejido muscular con el paso del tiempo. Estos procesos se vuelven más comunes a medida que envejecemos, lo que se suma a la debilidad muscular. Es como si sus músculos estuvieran bajo ataque constante.

Pérdida de elasticidad: Sus músculos son como bandas elásticas, que se estiran y contraen según sea necesario. Pero con la edad, pierden parte de su elasticidad, lo que dificulta la generación de fuerza. Es como intentar tirar de una goma elástica desgastada.

Medicamentos y afecciones médicas: Ciertos medicamentos y afecciones médicas también pueden contribuir a la debilidad muscular. Es como añadir peso extra a sus músculos, haciendo que trabajen más para funcionar.

Elecciones de estilo de vida: El tabaquismo, el consumo excesivo de alcohol y una dieta poco saludable pueden acelerar el envejecimiento muscular. Estas elecciones de estilo de vida pueden dañar el tejido muscular y dificultar su capacidad para mantenerse fuerte. Es como poner obstáculos en el camino de su músculo.

Ahora bien, aunque el proceso natural de envejecimiento conlleva estos cambios musculares, no todo es pesimismo. Hay buenas noticias. Podemos tomar medidas para ralentizar este proceso de envejecimiento muscular e incluso invertir algunos de sus efectos. Una de las formas más eficaces de hacerlo es mediante ejercicios regulares del núcleo.

La danza de la flexibilidad

La flexibilidad, la capacidad de doblarse, estirarse y girar con facilidad, es como un baile grácil en nuestros años de juventud. Nuestros cuerpos se mueven sin esfuerzo y alcanzar ese estante superior es una brisa. Sin embargo, con el paso del tiempo, nuestros cuerpos pueden perder parte de esa flexibilidad. Las articulaciones empiezan a crujir e incluso los movimientos más sencillos pueden convertirse en un reto. Es una parte natural del proceso de envejecimiento, pero hay más en esta historia de lo que parece.

Imagínese que intenta alcanzar un tarro de sus galletas favoritas en el estante superior de la cocina y, de repente, siente una punzada en la espalda. Es su cuerpo enviándole una señal de que ya no es tan flexible como antes. La reducción de la flexibilidad es una de las compañeras del envejecimiento, y puede ser un poco como una pareja de baile que empieza a pisarle los dedos de los pies.

¿Por qué ocurre esto? Bueno, es una combinación de factores. En primer lugar, todo tiene que ver con el colágeno. El colágeno es como el pegamento que mantiene unido nuestro cuerpo, y es un actor vital en la elasticidad de nuestra piel. Cuando somos jóvenes, nuestro cuerpo es una fábrica de colágeno, que produce el bueno como si no hubiera mañana. Pero a medida que envejecemos, esta fábrica empieza a ralentizarse. ¿El resultado? La piel pierde su elasticidad, y los músculos y tendones se vuelven menos elásticos. Piense en ello como la forma que tiene su cuerpo de decir: "Ya estoy mayorcito".

Salud de las articulaciones: Sus articulaciones son como las bisagras de una puerta. Permiten el movimiento en muchas direcciones, pero también se desgastan con el tiempo. A medida que envejecemos, el líquido lubricante de nuestras articulaciones puede disminuir, haciéndolas menos suaves y provocando fricción. Esto puede dar lugar a afecciones como la artritis, que puede ser un aguafiestas para la flexibilidad. Mantenga esas articulaciones felices permaneciendo hidratado, manteniendo un peso saludable y haciendo ejercicios que promuevan la movilidad articular.

La inactividad pasa factura: ¿Conoce el viejo dicho: "Úselo o piérdalo"? Pues es cierto. Cuando llevamos un estilo de vida sedentario, nuestros músculos y articulaciones no reciben el entrenamiento regular que necesitan. Esta falta de movimiento puede hacer que se agarroten. Así que, si se encuentra pasando más tiempo en el sofá que de pie, es hora de replantearse sus hábitos. Incorpore estiramientos y movimientos sencillos a su rutina diaria para mantenerse ágil.

Tejido cicatricial y adherencias: ¿Recuerda aquella vez que tropezó y se raspó la rodilla? Su cuerpo lo sanó con un resistente tejido cicatricial. Pero con el tiempo, si sigue sufriendo pequeñas lesiones o no mueve mucho esa articulación, ese tejido cicatricial puede acumularse y restringir el movimiento. Así es como se forman las adherencias, que dificultan que su cuerpo se mueva con fluidez. Los estiramientos regulares pueden ayudar a romper esas adherencias y mantenerle ágil.

Cambios en el sistema nervioso: Nuestro sistema nervioso controla nuestras contracciones y movimientos musculares. A medida que envejecemos, pueden producirse cambios en la función nerviosa que afectan a nuestra flexibilidad. Los nervios pueden transmitir señales más lentamente, lo que reduce los tiempos de reacción y la agilidad. Por eso, mantenerse mental y físicamente activo puede ayudar a mantener esas vías nerviosas funcionando a pleno rendimiento.

Ahora bien, se preguntará, ¿por qué importa la flexibilidad? Una flexibilidad reducida no solo hace que alcanzar ese tarro de galletas sea un poco complicado. Puede tener consecuencias más graves. Una de las mayores preocupaciones es un mayor riesgo de caídas y lesiones. Cuando su cuerpo no puede moverse como antes, mantener el equilibrio se convierte en un acto delicado.

Pero tener huesos y músculos débiles o incluso una flexibilidad reducida no significa que no pueda trabajar la fuerza de su núcleo con seguridad. De hecho, es aún más crucial ejercitarse con precaución para evitar lesiones. En esta guía, exploraremos cómo realizar ejercicios para el núcleo con seguridad cuando se tienen músculos débiles.

Consultar a un profesional

Antes de embarcarse en una nueva rutina de ejercicios para el núcleo, es crucial que dé prioridad a su bienestar buscando la orientación de un profesional de la salud o de un preparador físico certificado. Estos expertos poseen los conocimientos y la experiencia necesarios para evaluar sus circunstancias particulares y crear un plan de ejercicio físico que se ajuste a sus necesidades y objetivos específicos.

¿Por qué es tan importante consultar a un profesional? Desglosémoslo.

Ante todo, su salud es importante. Al consultar a un profesional, se asegura de que los ejercicios que emprenda no pondrán en peligro su estado físico. Pueden evaluar su historial médico, identificar cualquier problema de salud subyacente y determinar si tiene alguna limitación o restricción específica que deba tenerse en cuenta en su plan de entrenamiento.

Además, estos profesionales pueden adaptar su rutina de ejercicios para el núcleo a sus necesidades individuales. No hay dos cuerpos exactamente iguales, y lo que funciona para una persona puede no ser adecuado para otra. Un enfoque personalizado tiene en cuenta sus puntos fuertes, sus puntos débiles y su nivel de forma física, lo que garantiza que se encuentre en el buen camino desde el principio.

Además, un profesional puede ayudarle a establecer objetivos de forma física realistas y alcanzables. Tanto si su objetivo es fortalecer su núcleo para mejorar la postura, aliviar el dolor lumbar o mejorar su rendimiento atlético, pueden crear una hoja de ruta que describa los pasos que debe dar para alcanzar sus objetivos de forma segura y eficaz.

La seguridad es primordial cuando se trata de ejercicios para el núcleo. Sin la orientación adecuada, podría realizar inadvertidamente los ejercicios con una forma incorrecta, aumentando el riesgo de lesiones. Los profesionales no solo le enseñan las técnicas adecuadas, sino que también supervisan sus progresos para realizar los ajustes necesarios a medida que avanza.

Además, pueden introducir variedad en su rutina, evitando el aburrimiento y los estancamientos. Mezclar sus ejercicios mantiene sus entrenamientos atractivos y desafiantes, asegurando que se mantiene motivado en su viaje de fitness.

Pero ¿dónde puede encontrar a estos profesionales bien informados? Comience por consultar a su médico de atención primaria. Ellos pueden proporcionarle recomendaciones o derivaciones a entrenadores certificados o fisioterapeutas que puedan ayudarle en su búsqueda de la forma física. Como alternativa, puede explorar gimnasios locales, centros de fitness o plataformas en línea que ofrezcan acceso a entrenadores certificados y expertos sanitarios.

Recuerde que consultar a un profesional no es un asunto de una sola vez. Es una asociación continua. A medida que su nivel de forma física evolucione y sus objetivos cambien, ellos estarán ahí para adaptar su rutina de ejercicios básicos en consecuencia, asegurándose de que sigue progresando y evitando contratiempos.

Comience lenta y suavemente

Comenzar su rutina de ejercicios para el núcleo con un enfoque lento y suave no es solo una sabia elección; es esencial para el éxito a largo plazo. En esta guía, exploraremos por qué comenzar con ejercicios sencillos, como las inclinaciones pélvicas y las elevaciones de piernas, es la clave para liberar todo el potencial de su núcleo.

Los músculos centrales desempeñan un papel fundamental a la hora de estabilizar el cuerpo, sostener la columna vertebral y aumentar la fuerza general. Lanzarse de cabeza a entrenamientos intensos del núcleo puede parecer tentador, pero puede provocar lesiones y desánimo si no está adecuadamente preparado.

Si comienza a trabajar el núcleo con movimientos suaves, como las inclinaciones pélvicas, dará a sus músculos centrales la oportunidad de despertarse sin agobiarlos. Estos movimientos implican a sus músculos abdominales inferiores, ayudándole a establecer una base fuerte.

Las elevaciones de piernas son otra opción excelente para los principiantes; estas elevaciones no solo se dirigen a sus abdominales inferiores, sino también a los flexores de la cadera. Al incluir las elevaciones de piernas en su rutina inicial, estará introduciendo variedad a la vez que mantiene las cosas manejables. Recuerde, la variedad es clave para evitar el aburrimiento y los estancamientos en su viaje hacia el fitness.

Pero ¿por qué debe comenzar despacio? He aquí la cuestión: Puede que sus músculos centrales no estén acostumbrados al ejercicio regular y necesitan tiempo para adaptarse. Apresurarse a realizar ejercicios extenuantes puede provocar agujetas, posibles lesiones y, lo peor de todo, *desmotivación*.

La progresión gradual es la salsa secreta en este caso. Una vez que se sienta cómodo con los ejercicios suaves que ha elegido, es hora de subir gradualmente la apuesta. Añada más repeticiones o amplíe la duración de sus series. Por ejemplo, si estaba haciendo diez inclinaciones pélvicas, considere la posibilidad de llegar a quince o veinte a medida que vaya ganando fuerza.

También puede explorar otros ejercicios para el núcleo aptos para principiantes, como las planchas o el perro pájaro. Las planchas hacen trabajar todo el núcleo y ayudan a desarrollar la resistencia, mientras que los ejercicios del perro pájaro mejoran el equilibrio y la estabilidad. Estos ejercicios complementan su rutina inicial y proporcionan un entrenamiento completo del núcleo.

Recuerde, la paciencia es su aliada en este viaje. Su núcleo no se transformará de la noche a la mañana, pero con un esfuerzo constante, será testigo de un progreso notable. Realice un seguimiento de sus entrenamientos y celebre incluso las victorias más pequeñas, como mantener una tabla unos segundos más o completar una serie extra de elevaciones de piernas.

La forma adecuada es primordial durante los ejercicios de núcleo. Asegúrese de que sus movimientos son controlados y de que sus músculos centrales están activos. Esto no solo maximiza los beneficios, sino que también reduce el riesgo de lesiones.

Incorporar los ejercicios para el núcleo a su rutina de fitness ofrece numerosas ventajas más allá de la estética. Un núcleo fuerte puede aliviar el dolor de espalda, mejorar la postura e impulsar el rendimiento atlético. Es la piedra angular de un cuerpo sano y funcional.

Centrarse en la forma

Mantener una forma adecuada no es solo una sugerencia, sino un aspecto crucial de su rutina de ejercicios para el núcleo. Es la base sobre la que construirá fuerza y estabilidad y evitará posibles lesiones. Así pues, profundicemos en la importancia de la forma y en algunos consejos que le ayudarán a conseguirla sin esfuerzo.

Ante todo, hablemos de la postura. Cuando se embarca en su viaje de ejercicios para el núcleo, la postura se convierte en su estrella guía. Imagine una línea recta que va desde la cabeza hasta los talones; ésta es la alineación que desea mantener. Su espalda debe estar perfectamente recta y sus hombros relajados. Esta alineación garantiza que su columna vertebral se encuentre en una posición neutral, reduciendo el riesgo de tensiones.

El siguiente paso es activar los músculos centrales. Su núcleo no solo está formado por los abdominales, sino también por la zona lumbar, los oblicuos y los músculos pélvicos. Para trabajarlos eficazmente, lleve el ombligo hacia la columna. Esta acción activa todos los músculos de su núcleo, creando una base sólida para sus ejercicios.

Ahora, abordemos dos errores comunes: arquear y redondear la espalda. Arquear la espalda durante ejercicios como las planchas o los puentes puede provocar molestias e incluso lesiones. Supone una tensión excesiva en la parte baja de la espalda y puede causar dolor. Por otro lado, redondear la espalda, especialmente durante ejercicios como las sentadillas, también puede provocar molestias y reducir la eficacia del ejercicio. Es crucial mantener la columna vertebral neutra para proteger su espalda y sacar el máximo partido a su entrenamiento.

Mientras se concentra en la forma, recuerde respirar. Puede parecer obvio, pero mucha gente se olvida de respirar correctamente durante los ejercicios del núcleo. Inhale profundamente antes de iniciar el movimiento y, a medida que realice el esfuerzo, exhale. Esta respiración controlada no solo ayuda a la estabilidad, sino que también garantiza que está recibiendo suficiente oxígeno para realizar su rutina.

Utilice equipos de apoyo

Cuando se embarca en un viaje para fortalecer su núcleo, un aspecto clave que a menudo pasa desapercibido es el uso de equipos de apoyo. Estas prácticas herramientas, como las colchonetas de ejercicios y los balones de estabilidad, pueden ser sus mejores compañeros para conseguir un núcleo fuerte y tonificado. En esta guía, profundizaremos en la importancia de incorporar equipos de apoyo a su rutina de ejercicios para el núcleo.

En primer lugar, hablemos de las colchonetas de ejercicios. Estas colchonetas aparentemente sencillas son su arma secreta para garantizar la comodidad y la seguridad durante los ejercicios para el núcleo. Imagínese esto: está en el suelo, listo para realizar una serie de ejercicios desafiantes, y de repente siente molestias en la espalda. Aquí es donde una esterilla de ejercicios viene al rescate. Proporciona una capa amortiguadora entre su cuerpo y el suelo duro, reduciendo la tensión en su columna vertebral y permitiéndole centrarse únicamente en trabajar sus músculos centrales.

Además, las colchonetas de ejercicios ofrecen estabilidad y agarre. No tendrá que preocuparse por resbalones o deslizamientos, que pueden ser una preocupación común cuando se hace ejercicio sobre suelos desnudos. Con una base estable, puede realizar ejercicios con confianza, sabiendo que su esterilla le cubre la espalda, literalmente.

Ahora, dirijamos nuestra atención a los balones de estabilidad. Estas maravillas hinchables son fantásticas para aumentar la eficacia de sus ejercicios de núcleo. La belleza de los balones de estabilidad reside en su capacidad para trabajar varios grupos musculares simultáneamente. Cuando realiza ejercicios como las planchas o los puentes sobre un balón de estabilidad, no solo está trabajando el núcleo, sino también los músculos estabilizadores, que desempeñan un papel crucial en el equilibrio y la fuerza general.

Los balones de estabilidad también añaden un elemento de desafío a su rutina. A diferencia de las superficies estables, estas pelotas son, bueno, inestables. Esta inestabilidad obliga a sus músculos centrales a trabajar más duro para mantener el equilibrio a lo largo de los ejercicios.

Es como dar a su núcleo un empujón extra, lo que hace que sus entrenamientos sean más eficaces y produzcan mejores resultados.

Además, los balones de estabilidad proporcionan un apoyo excelente para los ejercicios que requieren posiciones tumbadas o sentadas. Ayudan a mantener la curva natural de su columna vertebral, reduciendo el riesgo de tensiones o lesiones. Así que, tanto si hace abdominales, torsiones rusas o elevaciones de piernas, un balón de estabilidad puede ser su socio de confianza para mantener la columna alineada y el núcleo comprometido.

Incorporar equipos de apoyo como colchonetas de ejercicios y balones de estabilidad a su rutina de ejercicios para el núcleo no es solo una cuestión de comodidad; se trata de maximizar los beneficios de sus entrenamientos. Estas herramientas ofrecen un sinfín de ventajas, como mayor comodidad, mayor estabilidad, mayor compromiso muscular y menor riesgo de lesiones.

Así que, la próxima vez que emprenda su viaje de entrenamiento del núcleo, no olvide invitar a su esterilla de ejercicios y a su pelota de estabilidad. Pueden parecer accesorios humildes, pero tienen el poder de transformar sus ejercicios para el núcleo en una experiencia más cómoda, eficaz y gratificante. Con estos compañeros de apoyo a su lado, estará en el buen camino para conseguir ese núcleo fuerte y tonificado que siempre ha deseado.

Aumente gradualmente la intensidad

Aumentar gradualmente la intensidad de su rutina de ejercicios para el núcleo es un elemento clave para conseguir un núcleo más fuerte y resistente. Esta progresión gradual es esencial para evitar lesiones y maximizar los beneficios de sus entrenamientos. En este artículo, profundizaremos en la importancia de aumentar gradualmente la intensidad y le proporcionaremos algunos consejos prácticos sobre cómo hacerlo de forma eficaz.

Ante todo, es crucial que comprenda que sus músculos centrales, como cualquier otro grupo muscular, necesitan tiempo para adaptarse y crecer. Si se esfuerza demasiado o demasiado rápido, corre el riesgo de forzar o lesionar estos músculos. Por eso el mantra "despacio y con constancia se gana la carrera" es cierto en el mundo del fortalecimiento del núcleo.

Entonces, ¿cómo puede aumentar eficazmente la intensidad de sus ejercicios para el núcleo con el tiempo?

Duración: Comience por ampliar la duración de sus ejercicios de núcleo. Si ha estado manteniendo una plancha durante 30 segundos, intente aumentarlo a 45 segundos o incluso a un minuto. Añadir gradualmente segundos o minutos a su rutina desafía a sus músculos del núcleo sin abrumarlos.

Frecuencia: Otra forma de intensificar su entrenamiento del núcleo es aumentar la frecuencia de sus ejercicios. En lugar de hacer ejercicios para el núcleo dos veces por semana, intente incorporarlos a su rutina tres o cuatro veces por semana. Esto permite que sus músculos se adapten y se fortalezcan.

Variación: Anime su rutina para el núcleo con una variedad de ejercicios. En lugar de ceñirse a la misma rutina, incorpore diferentes movimientos y ángulos. Por ejemplo, si ha estado haciendo abdominales tradicionales, pruebe con abdominales en bicicleta o elevaciones de piernas para involucrar diferentes partes de su núcleo.

Resistencia: Añada gradualmente resistencia a sus ejercicios. Puede hacerlo utilizando bandas de resistencia o pesas. Por ejemplo, cuando haga giros rusos, sujete una pesa o un libro pesado para aumentar el desafío para sus oblicuos.

Respire correctamente

Una respiración adecuada no es simplemente una ocurrencia tardía, sino un componente vital de cualquier rutina de ejercicios para el núcleo que tenga éxito. Descuidar la importancia de la respiración puede obstaculizar su progreso e incluso provocar lesiones. Así pues, profundicemos en cómo respirar correctamente cuando se realizan ejercicios para el núcleo.

Respiración consciente: El primer paso es ser consciente de su respiración. Antes de comenzar cualquier ejercicio para el núcleo, tómese un momento para inhalar profundamente por la nariz. Esta inhalación inicial ayuda a preparar su cuerpo para el esfuerzo venidero.

Exhalación durante el esfuerzo: Cuando comience el movimiento o active su núcleo, recuerde exhalar lenta y constantemente por la boca. Esta exhalación debe ser controlada y estar sincronizada con el esfuerzo que está realizando. Es como un mecanismo de refuerzo natural para sus músculos centrales.

Estabilidad de la columna vertebral: Una respiración adecuada desempeña un papel fundamental en la estabilización de su columna vertebral. Cuando inhala profundamente y activa su núcleo mientras exhala, crea presión intraabdominal. Esta presión actúa como un cinturón de lastre natural, sosteniendo su columna vertebral y reduciendo el riesgo de lesiones.

Evite contener la respiración: Un error común durante los ejercicios del núcleo es contener la respiración. Contener la respiración puede aumentar la presión sanguínea y la tensión en su cuerpo, haciendo que los ejercicios sean menos eficaces y potencialmente arriesgados. Por lo tanto, haga un esfuerzo consciente para evitar contener la respiración.

Respiración rítmica: Mantener un patrón respiratorio rítmico es esencial. Inhale antes del esfuerzo y exhale durante el mismo. Por ejemplo, si está haciendo una sentadilla, inhale al bajar el torso y exhale al subir. Este ritmo le ayuda a mantener el control y maximiza los beneficios del ejercicio.

Manténgase relajado: Mientras ejercita los músculos centrales y se concentra en la respiración, recuerde mantener relajado el resto del cuerpo. La tensión en otros grupos musculares puede reducir la eficacia del ejercicio y provocar molestias.

La práctica hace al maestro: Como cualquier habilidad, la respiración adecuada durante los ejercicios del núcleo requiere práctica. No se desanime si al principio le resulta difícil. Con el tiempo, se convertirá en algo natural y realizará sus ejercicios de núcleo con mayor eficacia.

Escuche a su cuerpo

Escuchar a su cuerpo es un aspecto fundamental del éxito de cualquier rutina de ejercicios para el núcleo. No se trata solamente de conseguir esos abdominales marcados o un núcleo fuerte; se trata también de asegurarse de que su cuerpo se mantiene sano y sin lesiones a lo largo de su viaje por el fitness. En esta guía, profundizaremos en por qué es importante escuchar a su cuerpo y cómo hacerlo con eficacia.

Ante todo, comprenda que su cuerpo se comunica con usted de diversas maneras durante y después de un entrenamiento de núcleo. Estas señales pueden ser sutiles, pero son cruciales para mantener su bienestar general. Esto es lo que debe tener en cuenta:

Dolor y malestar: Aunque es normal sentir cierta incomodidad durante un entrenamiento del núcleo, especialmente si está forzando sus límites, es esencial diferenciar entre la incomodidad y el dolor real. La incomodidad es a menudo una señal de que sus músculos están trabajando, pero el dolor puede indicar que algo va mal. Si experimenta dolor, especialmente un dolor agudo o persistente, interrumpa el ejercicio inmediatamente. Ignorar el dolor puede provocar lesiones graves.

Mareos o aturdimiento: Sentirse mareado o aturdido durante un entrenamiento de núcleo es una señal de que puede estar realizando un sobreesfuerzo. Esto puede suceder si no está respirando correctamente o si no está dando a su cuerpo el tiempo suficiente para recuperarse entre series. Cuando experimente mareos, tómese un descanso, siéntese y beba agua para rehidratarse. Si persiste, consulte con un profesional sanitario.

Falta de aliento: Si le resulta difícil recuperar el aliento durante los ejercicios de núcleo, es señal de que puede estar esforzándose demasiado. Asegúrese de que respira de forma constante y de que no contiene la respiración. Una respiración adecuada no solo mejora su rendimiento, sino que también evita una tensión excesiva en su cuerpo.

Fatiga y dolor muscular: Después de un entrenamiento de núcleo, es normal sentir fatiga y dolor muscular. Son indicios de que sus músculos han sido desafiados y se están adaptando. Sin embargo, si el dolor dura un período prolongado o es severo, podría ser un signo de sobreentrenamiento. Dé a su cuerpo el descanso que necesita para recuperarse.

Seguimiento del progreso: Preste atención a cómo responde su cuerpo a sus ejercicios de núcleo a lo largo del tiempo. ¿Se está volviendo gradualmente más fuerte y flexible, o tiene la sensación de que se está estancando? Escuchar las respuestas de su cuerpo puede ayudarle a ajustar su rutina para lograr mejores resultados.

Además de reconocer estas señales, es crucial consultar con un profesional sanitario o un experto en fitness, especialmente si es la primera vez que realiza ejercicios para el núcleo o tiene alguna enfermedad subyacente. Ellos pueden orientarle sobre los ejercicios adecuados para su cuerpo y las precauciones que debe tomar.

Recuerde: su cuerpo es único, y lo que funciona para otra persona puede no funcionar para usted. Es esencial que adapte su rutina de ejercicios para el núcleo a sus necesidades y capacidades individuales. No se compare con los demás y no se fuerce hasta el punto de lesionarse.

Equilibre su rutina

Una rutina de ejercicios equilibrada es como la salsa secreta para conseguir una fuerza excepcional en el núcleo y una salud general. No se trata únicamente de hacer abdominales y sentadillas sin parar; se trata de elaborar un régimen de fitness completo que cubra todas las bases. Así pues, profundicemos en esta idea de equilibrio y en por qué es tan crucial para su viaje hacia un núcleo más fuerte y saludable.

Imagine su núcleo como el epicentro de la estabilidad y la fuerza de su cuerpo. No se trata solo de tener esos abdominales esculpidos que ve en las portadas de las revistas; se trata de tener un núcleo funcional que apoye sus actividades diarias, desde levantar la compra hasta mejorar su postura. Para conseguirlo, tiene que ir más allá de los típicos ejercicios para el núcleo.

Aunque los ejercicios específicos para el núcleo, como las planchas y los giros rusos, son esenciales, no son más que la punta del iceberg. Incorporar otras formas de ejercicio es como añadir capas a su viaje de fortalecimiento del núcleo. Uno de los jugadores clave en este juego son las actividades cardiovasculares. Piense en caminar a paso ligero, correr, nadar o montar en bicicleta. Estos ejercicios hacen que su corazón bombee y mejoran su resistencia, lo que indirectamente beneficia a su núcleo.

Cuando practica cardio, su cuerpo quema calorías, deshaciéndose del exceso de grasa que podría estar ocultando sus músculos centrales. A medida que las capas de grasa se derriten, su núcleo se hace más visible y tonificado. Además, los ejercicios de cardio hacen que su núcleo estabilice su cuerpo durante el movimiento, ayudándole a fortalecerse en el proceso.

Pero la cosa no acaba ahí. El entrenamiento de fuerza para otros grupos musculares es otro componente esencial de su rutina equilibrada. Cuando trabaja músculos como las piernas, la espalda y el pecho, crea una base sólida que complementa su núcleo. Estos músculos le ayudan a mantener la forma adecuada durante los ejercicios del núcleo, reduciendo el riesgo de lesiones.

Además, una rutina completa previene los desequilibrios musculares. Centrarse únicamente en los ejercicios del núcleo puede llevar al desarrollo excesivo de ciertos músculos, lo que puede provocar una mala postura e incluso dolor. Al centrarse en diferentes grupos musculares, se asegura de que su cuerpo se mantiene en armonía.

Un enfoque equilibrado también mantiene sus entrenamientos interesantes y evita el aburrimiento. La variedad es la sal de la vida, y lo mismo puede decirse de su rutina de ejercicios. Combinar diferentes ejercicios no solo mantiene su interés, sino que también desafía a su núcleo de formas nuevas y emocionantes.

Así pues, he aquí un sencillo plan para una rutina de ejercicios equilibrada:

- Dedique unos días a la semana a ejercicios específicos para el núcleo, como planchas, abdominales y elevaciones de piernas.

- Los demás días, eleve su ritmo cardiaco con actividades cardiovasculares como correr o bailar.

- No olvide espolvorear algo de entrenamiento de fuerza, dirigiéndose a varios grupos musculares para mantener el equilibrio

Descanso y recuperación

El descanso y la recuperación son aspectos cruciales de cualquier rutina de fitness eficaz, especialmente cuando se trata de ejercicios para el núcleo. No se trata solamente de lo duro que se esfuerce durante los entrenamientos, sino también de lo bien que permita que su cuerpo se recupere. En este artículo, profundizaremos en la importancia del descanso y la recuperación para sus músculos centrales, proporcionándole ideas sobre cómo optimizar su rutina para obtener los mejores resultados.

Descansar no es un signo de debilidad, sino un movimiento inteligente para alcanzar sus objetivos de fitness con seguridad. Cuando realiza ejercicios para los músculos centrales, éstos se ven sometidos a tensión y esfuerzo. Estos ejercicios exigen mucho a sus músculos abdominales, oblicuos y lumbares. Para desarrollar fuerza y resistencia en estas zonas, necesita darles tiempo para que se reparen y crezcan.

Ahora bien, puede que se pregunte: "¿Cuánto tiempo debo descansar entre ejercicios de núcleo?". El número mágico ronda las 48 horas. Esto no significa que tenga que recluirse durante dos días; simplemente sugiere que debe evitar trabajar los mismos músculos centrales en este periodo de tiempo. Durante estas 48 horas, sus músculos reparan los desgarros microscópicos causados por el ejercicio, volviéndose más fuertes y resistentes.

Mientras descansa grupos específicos de músculos centrales, puede seguir practicando otras formas de ejercicio. Combine con actividades cardiovasculares como trotar, ciclismo o natación. Estos ejercicios proporcionan una rutina de fitness completa y dan tiempo a sus músculos centrales para su sanación. Recuerde, su cuerpo es una máquina compleja que se beneficia de la diversidad en sus entrenamientos.

El descanso y la recuperación no se limitan únicamente al descanso físico. Su dieta y su hidratación también desempeñan un papel importante. Asegúrese de que está consumiendo una dieta equilibrada rica en proteínas, que ayudan a la reparación muscular. Manténgase hidratado, ya que el agua es esencial para el proceso general de recuperación.

Dormir es el momento en que su cuerpo hace su magia para reparar y rejuvenecer. Procure dormir entre 7 y 9 horas de calidad cada noche para favorecer la recuperación de sus músculos centrales. Dormir poco puede provocar un aumento de los niveles de cortisol, lo que dificulta la recuperación muscular y puede provocar un aumento de peso.

Incorporar el descanso y la recuperación a su rutina de ejercicios para el núcleo no es un signo de debilidad, sino una estrategia para el éxito. La regla de las 48 horas, la variedad en los entrenamientos, escuchar atentamente a su cuerpo, una nutrición adecuada y un sueño de calidad son sus aliados para construir un núcleo más fuerte y evitar al mismo tiempo las trampas del sobreentrenamiento. Recuerde, alcanzar sus objetivos de forma física no es un sprint, sino un maratón, ¡y el descanso es una parte esencial de ese viaje!

Capítulo 4: Los cimientos: Movimientos básicos del núcleo

Imagine construir una casa sin unos cimientos sólidos; sería inestable y propensa a derrumbarse. Del mismo modo, fortalecer su núcleo sin dominar los fundamentos es como construir sobre un terreno inestable. Para asegurarse de que sus ejercicios de núcleo son seguros y eficaces, comience por los fundamentos.

Respiración diafragmática

Una respiración adecuada es la base del fortalecimiento del núcleo. Es una forma sencilla pero increíblemente eficaz de trabajar y fortalecer los músculos abdominales profundos que forman su núcleo. El diafragma, un músculo grande situado debajo de los pulmones, desempeña un papel clave en este proceso.

La respiración diafragmática, también conocida como respiración profunda o abdominal, es una técnica que activa el diafragma y ayuda a fortalecer el núcleo. He aquí cómo practicarla:

Encuentre una postura cómoda: Comience por tomar asiento en una silla acogedora, asegurándose de que sus pies están firmemente plantados en el suelo mientras mantiene una postura adecuada con la espalda recta. También puede acostarse boca arriba si le resulta más cómodo.

Coloque la mano sobre el abdomen: Coloque suavemente una mano sobre el abdomen, justo debajo de la caja torácica, y la otra sobre el pecho.

Inhale lentamente: Inspire lenta y profundamente por la nariz. Mientras inspira, concéntrese en llenar su abdomen de aire. La mano sobre el pecho debe permanecer relativamente quieta, mientras que la mano sobre el abdomen debe elevarse a medida que se expande el vientre.

Exhale completamente: Exhale lenta y completamente por la boca o la nariz, vaciando los pulmones. Al exhalar, imagine que su diafragma empuja suavemente el aire hacia fuera.

Repita: Continúe con este patrón de respiración profunda durante varias respiraciones, procurando mantener un ritmo lento y constante. Inhale contando hasta cuatro, aguante un momento y luego exhale contando hasta cuatro.

A medida que practique la respiración diafragmática, es posible que note una sutil sensación de tensión en la parte inferior del abdomen. Esta sensación es señal de que está activando los músculos centrales profundos. Con el tiempo, esta técnica de respiración sencilla pero eficaz puede ayudarle a fortalecer los músculos centrales, mejorar la postura y favorecer su equilibrio y estabilidad generales.

Para aprovechar los beneficios de la respiración diafragmática, intente incorporarla a su rutina diaria. Puede hacerla mientras está sentado en su escritorio, viendo la televisión o antes de acostarse. Cuanto más la practique, más natural le resultará y más fortalecerá su núcleo.

Activación del suelo pélvico

Antes de sumergirnos en los ejercicios, vamos a familiarizarnos con su suelo pélvico. Siéntese o acuéstese cómodamente, cierre los ojos y respire profundamente unas cuantas veces. Ahora, imagine la zona entre el hueso púbico y el coxis. Estos son los músculos en los que nos centraremos. Si no está segura, piense en la sensación que tiene cuando detiene el flujo de orina a mitad de la micción. ¡Esos son los músculos de su suelo pélvico trabajando!

El viaje en ascensor: Imagine su suelo pélvico como un ascensor con cuatro pisos. Inhale mientras se relaja, luego exhale y contraiga los músculos lentamente, como si se detuviera en cada planta del ascensor. A medida que asciende, apriete los músculos un poco más en cada nivel. Por último, suéltelos gradualmente al volver a bajar. Repita este ejercicio varias veces para dominar el control.

El tic tac del reloj: Visualice un reloj bajo sus pies, con el 12 en el hueso púbico y el 6 en el coxis. Contraiga los músculos del suelo pélvico como si atrajera las agujas del reloj una hacia otra. Mantenga la contracción unos segundos y suéltela. Este ejercicio mejora la coordinación y el control.

El sorbo y la elevación: Imagínese sorbiendo por una pajita mientras levanta al mismo tiempo los músculos del suelo pélvico. Al exhalar, apriete estos músculos suavemente, como si estuviera sorbiendo por una pajita. Suéltelos al inhalar. Practique este ejercicio para afinar el control y la fuerza.

Involucrar los músculos del suelo pélvico no consiste únicamente en evitar las pérdidas cuando se ríe o estornuda. Se trata de mantener la estabilidad del núcleo, prevenir el dolor de espalda y mejorar su postura. Estos ejercicios también pueden mejorar su vida íntima, por lo que tanto hombres como mujeres salen ganando.

Columna vertebral neutral

Ahora, imagínese esto: su columna está recta como una flecha, manteniendo sus curvas naturales y suaves - esto es lo que llamamos una "columna neutral". Es la posición por defecto de su cuerpo, la que mantiene su columna vertebral en su alineación más saludable. ¿Por qué es tan importante, se preguntará?

Una posición neutral de la columna reduce la tensión en sus vértebras, previniendo el dolor de espalda y minimizando el riesgo de lesiones. Es como dar a su columna vertebral un abrazo cálido y protector. Cuando mantiene una columna vertebral neutral durante sus actividades diarias, se mantiene más erguido y camina con confianza. ¡Imagine la elegancia y vitalidad que esto aporta a su vida!

Una columna vertebral neutra activa eficazmente sus músculos centrales. Es como activar una fuente de energía oculta en su interior, haciendo que sus ejercicios de núcleo sean más potentes. Ahora, ¡vamos a lo práctico! He aquí algunos pasos sencillos que le ayudarán a mantener una columna vertebral neutra durante los ejercicios y las actividades cotidianas:

Conciencia plena: El primer paso es tomar conciencia de la posición de su columna vertebral. Imagine una cuerda tirando de su cabeza hacia el techo y sus caderas y hombros alineándose de forma natural.

Active su núcleo: Active los músculos centrales atrayendo suavemente el ombligo hacia la columna. Este sutil movimiento añade estabilidad y fuerza a su columna vertebral neutral.

Compruebe su postura: Tanto si está sentado en su escritorio, de pie en una cola o levantando una bolsa de la compra, recuerde su columna vertebral neutra. Evite encorvarse y mantenga esas curvas.

Practique la respiración: Respirar profunda y rítmicamente no solo le relaja, sino que también anima a su núcleo a trabajar con su columna vertebral neutra. Es como un masaje relajante para su centro interno.

Busque orientación profesional: Si no está segura de su forma, considere la posibilidad de trabajar con un entrenador físico o fisioterapeuta certificado. Pueden proporcionarle orientación personalizada para perfeccionar su columna vertebral neutra.

Postura consciente

La postura no es solo cuestión de tener buen aspecto; es cuestión de sentirse bien y mantenerse sano. Es hora de aceptar el "Reto de la postura". No se preocupe; no es tan intenso como parece. En primer lugar, póngase derecho. Sí, ahora mismo. Los hombros hacia atrás, el pecho fuera y la barbilla hacia arriba. ¿Siente la diferencia? ¡Ese es el poder de la conciencia postural! Ahora que ya está en sintonía, he aquí cómo ser consciente de su postura a lo largo del día:

Delicia de escritorio: Tanto si trabaja desde casa como en la oficina, convierta la configuración de su escritorio en su aliado postural. Ajuste su silla para que le ayude en la zona lumbar y mantenga la pantalla a la altura de los ojos. Siéntese y deje que esos hombros se relajen. ¡Ya lo tiene!

Guardián de los aparatos: Nos encantan nuestros aparatitos, pero pueden ser el peor enemigo de la postura. Sujete el teléfono o la tableta a la altura de los ojos para evitar ese molesto "cuello de texto". Su cuello y su columna se lo agradecerán.

Camine erguido: Cuando pasee por la vida, imagine que una cuerda tira de usted hacia arriba desde la parte superior de la cabeza. Este truco mental mantiene su columna alineada y su postura bajo control. Además, ¡es un potenciador instantáneo de la confianza!

Espejito, espejito: Utilice los espejos a su favor. ¿Se pilla encorvado? Enderécese y recuérdese que está en el camino hacia un núcleo más fuerte.

Sistema de compañeros: Consiga un compañero de postura: un amigo o un familiar que pueda recordarle suavemente que se mantenga erguido cuando comience a encorvarse. Es como tener su propio animador de postura.

Estírese: Las sesiones regulares de estiramientos, especialmente de los flexores del pecho y la cadera, pueden hacer maravillas por su postura. Relaje esos músculos tensos y dé a su núcleo el espacio que necesita para brillar.

Magia de la atención plena: Incorpore ejercicios de atención plena a su rutina diaria. Los ejercicios de respiración y la meditación pueden ayudarle a mantenerse presente y consciente de la posición de su cuerpo.

Hora de bailar: Ponga algo de música y déjese llevar por el ritmo. Bailar no solo es divertido, sino también una forma excelente de mejorar su postura. Saque el Fred Astaire o la Ginger Rogers que lleva dentro.

Importancia de los cimientos

Dominar estos movimientos fundacionales es como construir un "campamento base" de núcleo fuerte. He aquí por qué es importante:

Una técnica adecuada reduce el riesgo de lesiones. Al dominar los fundamentos, se asegura de que no está poniendo ninguna tensión en su espalda u otros músculos.

Entrenamientos eficaces: Cuando su núcleo está bien ejercitado, sus ejercicios son más eficaces. Sentirá la quemazón allí donde importa, lo que le permitirá obtener mejores resultados.

Mayor confianza: Saber que está realizando los ejercicios correctamente aumenta su confianza. Será más probable que siga con su rutina y vea mejoras.

Beneficios funcionales: Estos fundamentos se trasladan a la vida cotidiana. Le resultará más fácil hacer la compra, jugar con los nietos o incluso atarse los zapatos.

Progresión: Una vez que haya construido una base sólida, puede progresar con confianza a ejercicios de núcleo más desafiantes, mejorando aún más su fuerza y estabilidad.

Antes de sumergirnos en la diversión de esculpir el núcleo, sentemos las bases con algunos ejercicios fundamentales. Estos son los bloques de construcción que le pondrán en el camino hacia un núcleo sólido como una roca.

Puentes

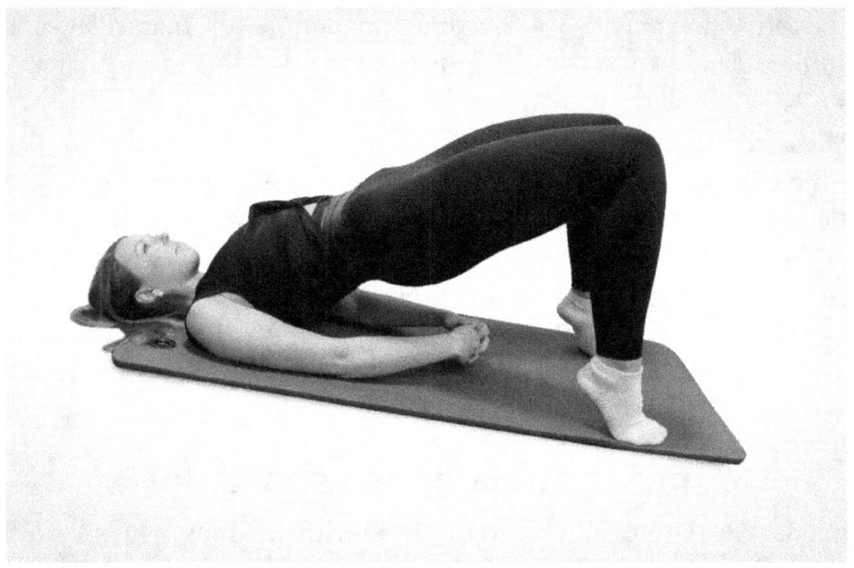

Lo primero es lo primero, conozca el movimiento fundamental que será el nuevo mejor amigo de su núcleo: el ejercicio Puente. No deje que la simplicidad le engañe; este ejercicio es el verdadero negocio cuando se trata de construir un núcleo poderoso.

La preparación

En primer lugar, encuentre un lugar cómodo en el suelo o una esterilla de yoga. Acuéstese boca arriba con las rodillas dobladas y los pies apoyados en el suelo, separados a la anchura de las caderas. Los brazos deben estar relajados a los lados, con las palmas hacia abajo. Asegúrese de que la cabeza y el cuello están en una posición neutral, manteniendo una pequeña separación entre la barbilla y el pecho.

La ejecución

1. Active los músculos centrales, especialmente los abdominales profundos.

2. Inhale profundamente y, al exhalar, presione a través de los talones y levante las caderas del suelo.

3. Mantenga los pies, los hombros y la cabeza en el suelo mientras eleva las caderas.

4. Imagine que crea una línea recta desde los hombros hasta las rodillas, formando un puente con su cuerpo.

5. Mantenga esta posición de puente durante unos segundos, centrándose en la contracción de los glúteos y la parte baja de la espalda. Es como elevar su núcleo hacia el cielo, centímetro a centímetro.

6. Debería sentir un suave estiramiento en el pecho y un sólido compromiso en su núcleo.

7. Siga respirando de forma constante durante todo el ejercicio.

Puntos clave

- Active los músculos centrales antes de levantar las caderas.
- Mantenga una línea recta desde los hombros hasta las rodillas.
- Sienta el ardor en los glúteos y la parte baja de la espalda.
- Respire de forma constante y relaje el cuello y los hombros.
- Apunte de 10 a 15 segundos en la posición de puente como comienzo, aumentando gradualmente la duración con el tiempo.

Errores comunes que debe evitar

- Evite extender demasiado la espalda; en su lugar, concéntrese en levantar las caderas utilizando los músculos centrales.
- No fuerce demasiado las caderas; intente una elevación cómoda y controlada.
- Recuerde respirar. Contener la respiración puede tensar los músculos innecesariamente.
- Mantenga el cuello relajado y en línea con la columna; no intente mirar a los pies.

Ahora se preguntará: "¿Por qué puentes?". Estos ejercicios son fantásticos para las personas mayores porque trabajan no solo su núcleo, sino también las caderas, los glúteos y la zona lumbar, músculos que sostienen la columna vertebral y los movimientos diarios.

¡Pero eso no es todo! Los puentes pueden mejorar su postura, aliviar el dolor de espalda e incluso mejorar su equilibrio. Son como la navaja suiza de los ejercicios para el núcleo, versátiles y eficaces.

Al embarcarse en su viaje hacia un núcleo más fuerte, recuerde que la constancia es la clave. Comience con pocas repeticiones, aumentando gradualmente a medida que se sienta más cómodo. Combine los puentes con otros ejercicios para el núcleo y estará en el buen camino hacia un cuerpo más fuerte y resistente.

Postura del bicho muerto

Sumerjámonos de lleno en un ejercicio clásico que es a la vez divertido y eficaz: el bicho muerto. Imagínese tumbado boca arriba, listo para embarcarse en un viaje hacia un núcleo más resistente.

La preparación

Antes de entrar en materia, preparemos el escenario. Busque un lugar cómodo, preferiblemente sobre una esterilla de yoga o un suelo enmoquetado. Lleve ropa holgada y cómoda que le permita moverse, y asegúrese de tener suficiente espacio a su alrededor.

La ejecución

1. Comience acostándose boca arriba con los brazos extendidos hacia el techo. Las rodillas deben estar dobladas en un ángulo de 90 grados, directamente por encima de las caderas.

2. Contraiga los músculos abdominales como si se estuviera preparando para un suave puñetazo en el vientre.

3. Mantenga este compromiso durante todo el ejercicio para proteger su zona lumbar.

4. Baje lentamente el brazo derecho y la pierna izquierda hacia el suelo sin dejar que toquen el suelo.

5. Mantenga el núcleo comprometido para evitar que la parte inferior de la espalda se arquee sobre el suelo.

6. Lleve el brazo derecho y la pierna izquierda de vuelta a la posición inicial simultáneamente.

7. Repita el movimiento con el brazo izquierdo y la pierna derecha, bajándolos hacia el suelo sin dejar que se toquen.

Puntos clave

- Respire con naturalidad durante todo el ejercicio y no contenga la respiración.

- Mantenga un ritmo constante; se trata de control, no de velocidad.

- Sienta la tensión en su núcleo al bajar las extremidades; aquí es donde se produce la magia.

- Apunte de 10 a 15 repeticiones en ambos lados para comenzar, aumentando gradualmente a medida que se hace más fuerte.

Errores comunes que debe evitar

- Mantenga la parte baja de la espalda pegada al suelo durante todo el ejercicio. Si empieza a levantarse, está perdiendo el compromiso del núcleo.

- Suavidad y control es el nombre del juego. Evite los movimientos bruscos y repentitos; se trata de precisión.

- Su cuello debe permanecer relajado y en posición neutral. No lo fuerce acercando demasiado la barbilla al pecho.

- Caliente siempre el cuerpo antes de sumergirse en los ejercicios para el núcleo. Unos cuantos estiramientos suaves y ejercicios de movilidad harán maravillas.

Ahora que ya conoce los detalles del ejercicio "Bicho Muerto", ¡es hora de ponerlo en práctica! Este ejercicio es como un arma secreta para construir un núcleo más fuerte y, a medida que le vaya cogiendo el truco, sentirá más estabilidad en sus actividades cotidianas.

Torsiones de abdomen sentado

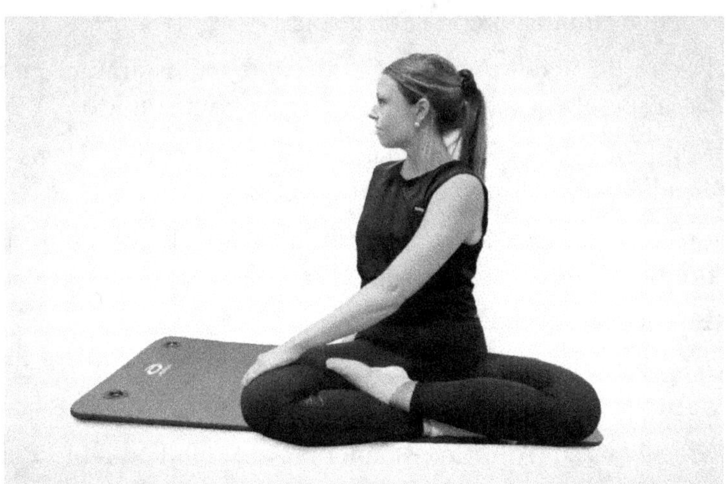

Estos ejercicios son como los cimientos de un núcleo fuerte. Son sencillos, eficaces y pueden realizarse desde la comodidad de su sillón favorito.

La preparación

Coja una esterilla de yoga y siéntese recto, con las piernas cruzadas. Imagine que es el capitán de su barco, listo para tomar el mando. Coloque las manos ligeramente sobre las caderas, manteniendo los codos hacia fuera. Contraiga el núcleo como si estuviera preparándose para una emocionante aventura.

La ejecución

Ahora, ¡la parte divertida!

1. Inhale profundamente y, al exhalar, comience a girar la parte superior de su cuerpo hacia la derecha. Su cabeza sigue el movimiento de su torso.

2. Sienta el suave estiramiento en su cintura. Mantenga esa postura un momento.

3. Inhale profundamente y luego exhale mientras vuelve al centro.

4. Ahora, repita lo mismo hacia el lado izquierdo. Imagínese como una grácil bailarina, balanceándose al son de una deliciosa melodía.

5. Continúe con este movimiento de torsión de 10 a 15 repeticiones a cada lado.

Puntos clave

- No se precipite; esto no es una carrera. Saboree el movimiento y active su núcleo con cada giro.

- Recuerde inspirar al volver al centro y espirar al girar. Es la salsa secreta que le mantiene firme y concentrado.

- Mantenga la espalda recta y no se encorve. Haga como si equilibrara un libro sobre su cabeza.

- Preste atención al suave estiramiento de su cintura; ahí es donde se produce la magia.

Errores comunes que debe evitar

- No se esfuerce demasiado. Empiece con pocas repeticiones y aumente gradualmente a medida que su núcleo se fortalezca.

- Su silla es su trono; no se encorve sobre ella. Siéntese erguido y orgulloso.

- Recuerde, inhale en el centro y exhale cuando gire. No es solo para aparentar; le mantiene equilibrado.

- Calidad sobre cantidad, siempre. Haga que cada giro cuente y no se engañe.

- Es su momento de brillar. Hágalo divertido y sienta cómo fluye la energía.

A medida que hace la torsión, no solo está construyendo un núcleo más fuerte, sino que también está mejorando su postura y equilibrio. Un núcleo fuerte significa menos dolor de espalda, mejor movilidad y una persona más feliz. Así que, ¡aproveche estas torsiones abdominales sentado y deje que comience la aventura de su núcleo!

Flexiones de pared

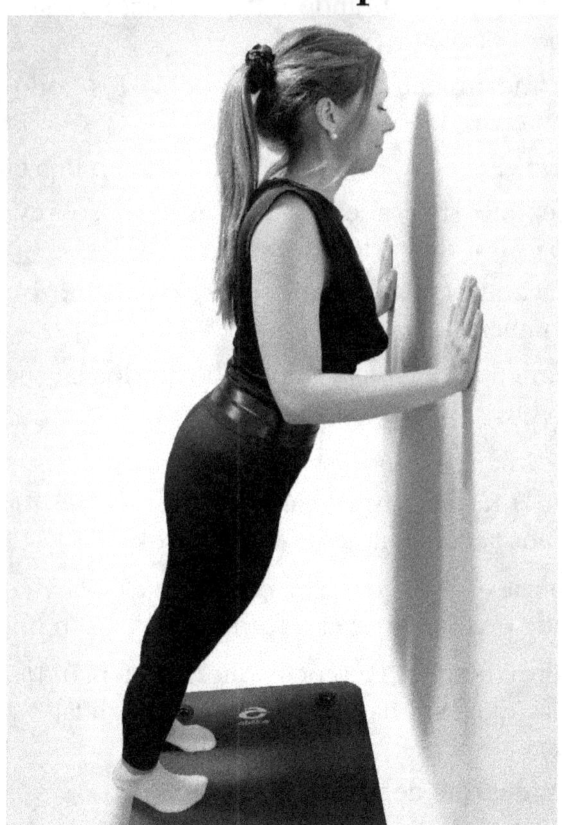

Las flexiones de pared son su arma secreta para conseguir un núcleo sólido, y son aptas para todo el mundo, independientemente de su nivel de forma física. Sumerjámonos en el mundo de los ejercicios de fortalecimiento del núcleo que le dejarán sintiéndose vigorizado.

La preparación

En primer lugar, busque una pared resistente, una que no se mueva cuando se apoye en ella. Colóquese a una distancia aproximada de un brazo, con los pies separados a la altura de los hombros. Plante los pies firmemente en el suelo; estará arraigado como un poderoso roble.

La ejecución

1. Coloque las palmas de las manos apoyadas en la pared, separadas un poco más que la anchura de los hombros.

2. Sus dedos deben apuntar hacia arriba.

3. Respire profundamente y contraiga los músculos centrales.

4. Imagine una cuerda tirando de su ombligo hacia la columna: está bloqueado y cargado.

5. Con un movimiento controlado, doble los codos, acercando el pecho a la pared.

6. Mantenga el cuerpo en línea recta, como en una tabla.

7. No deje que sus caderas se hundan o sobresalgan , nuestro objetivo es esa alineación perfecta.

8. Empuje contra la pared para enderezar los brazos, volviendo a la posición inicial.

9. Exhale mientras empuja, sintiendo el ardor en su núcleo. ¡Esa es la magia que está ocurriendo!

Puntos clave

- Recuerde respirar Inhale al bajar y exhale al subir. Le ayudará a mantener la concentración y el control.

- Mantenga el cuerpo recto como una tabla. Un núcleo fuerte depende de mantener esta forma. ¡No haga trampas!

- Comience con 8 a 10 repeticiones, aumentando gradualmente a medida que se hace más fuerte. Calidad sobre cantidad, siempre.

Errores comunes que debe evitar

- No golpee el pecho contra la pared; esto es una flexión, no una prueba de choque. Mantenga el control durante todo el movimiento.

- Mantenga el cuello neutral. Evite torcer el cuello hacia delante o dejarlo colgar; su columna debe estar alineada.

- Resista el impulso de sacar el trasero o dejar que las caderas se hundan. Su objetivo es una línea recta desde la cabeza hasta el talón.

Ahí lo tiene, la flexión de brazos en la pared: un ejercicio sencillo pero potente que hace maravillas con su núcleo. No deje que la simplicidad le engañe; este movimiento compromete los músculos centrales, el pecho y los hombros, ayudándole a construir una base sólida para una vida más sana y activa.

Plancha sobre las rodillas

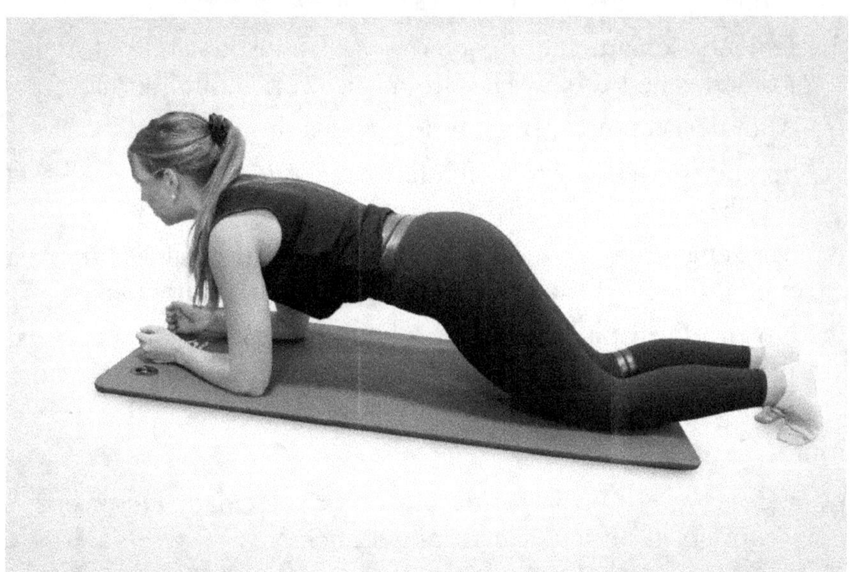

La plancha sobre las rodillas es como la puerta de entrada a la grandeza del núcleo, especialmente diseñada para principiantes como usted. Ahora, sé que la idea de hacer plancha puede hacerle estremecer - *¡pero no tema!* Esta versión modificada está aquí para facilitarle la entrada. Es como sumergir los dedos de los pies en la piscina del fortalecimiento del núcleo antes de lanzarse de cabeza.

La preparación

Antes de entrar en materia, preparemos el escenario. Imagínese en una habitación acogedora y bien iluminada, listo para embarcarse en este viaje de fortalecimiento del núcleo. No necesita un equipo lujoso ni un entrenador personal; todo lo que necesita es un poco de espacio y determinación.

La ejecución

1. Comience poniéndose en cuatro.

2. Coloque las manos justo debajo de los hombros y las rodillas debajo de las caderas.

3. Mantenga la espalda plana como un tablero de mesa; este es su lienzo para la transformación del núcleo.

4. Imagine que tira de su ombligo hacia la columna. Esta es su arma secreta. La participación de su núcleo estabiliza la columna vertebral y sienta las bases para una sólida plancha sobre las rodillas.

5. Extienda lentamente una pierna hacia atrás, tocando el suelo con los dedos de los pies. Haga lo mismo con la otra pierna.

6. Ahora está en una posición de plancha modificada.

7. Su cuerpo debe formar una línea recta desde la cabeza hasta las rodillas.

8. Mantenga esta posición de 15 a 30 segundos para comenzar. A medida que se fortalezca, puede aumentar la duración.

9. No olvide respirar. Inhale profundamente por la nariz y exhale por la boca. Su respiración es su aliada en esta cruzada del núcleo.

Puntos clave

- Concéntrese en la forma, no en la velocidad. Despacio y con constancia se gana la carrera del núcleo.

- Mantenga el cuello alineado con la columna; no lo fuerce mirando hacia arriba.

- Contraiga los glúteos y los muslos para evitar el hundimiento de las caderas.

- ¡Acepte la sacudida! Sentir que sus músculos centrales trabajan es señal de progreso.

Errores comunes que debe evitar

- Si sus caderas se inclinan hacia el suelo, es hora de reiniciar. Recuerde activar esos músculos centrales y mantener una línea recta.

- Su espalda no es un puente; debe permanecer plana. Arquearse puede tensar su zona lumbar. Manténgala bajo control.

- No se convierta en una estatua que aguanta la respiración. Respire rítmicamente para mantener su cuerpo en sincronía.

- Roma no se construyó en un día, y un núcleo más fuerte tampoco. Evite el sobreesfuerzo. Empiece despacio y aumente gradualmente el tiempo.

Capítulo 5: Por qué es importante un núcleo fuerte - Postura y dolor

Hace una mañana preciosa y usted se despierta estirándose y bostezando. Mueve las piernas fuera de la cama, pero al levantarse, una punzada de dolor le atraviesa la parte baja de la espalda. ¡Ay! No es la mejor manera de comenzar el día, ¿verdad?

Ahora, imagine este escenario no solo durante un día, sino como un ritual diario. Las malas posturas y los dolores persistentes se convierten en compañeros inoportunos a medida que se adentra en la cincuentena o la sesentena. Pero no teman, amigos míos, porque hay un superhéroe esperando para rescatarles: ¡su núcleo!

Sumerjámonos en el fascinante mundo de la fuerza del núcleo, la postura y el alivio que puede aportar.

Una mala postura es como un ninja sigiloso que se cuela en nuestras vidas, causando caos e incomodidad. Piense en cómo pasamos horas encorvados sobre nuestros ordenadores, encorvados en el sofá viendo la televisión o con la mirada fija en nuestros smartphones. ¡Es una pandemia de postura!

Esta inclinación y encorvamiento constantes ejercen una enorme presión sobre nuestra columna vertebral. ¿El resultado? Dolores de espalda, de cuello e incluso de cabeza se convierten en nuestros compañeros diarios. Pero hay luz al final del túnel: un núcleo fuerte puede ser su arma secreta.

Pero cuando construye un núcleo robusto, éste actúa como estabilizador de su columna vertebral. Imagíneselo como una fuerte viga de apoyo, que le ayuda a mantener una buena postura sin esfuerzo. ¡Se acabaron los desplomes! ¿Y adivine qué? Una buena postura no es solo cuestión de parecer seguro de sí mismo; es cuestión de sentirse increíble.

Ahora, aquí es donde ocurre la verdadera magia. Un núcleo fuerte no es solo para lucir bien en traje de baño (aunque eso es una ventaja). Se trata de estar libre de dolor y lleno de vitalidad. A medida que su núcleo se fortalece, su columna vertebral se alinea mejor, reduciendo la tensión en la espalda y el cuello.

Diga adiós a esos dolores diarios de espalda y cuello. Diga adiós a los dolores de cabeza por tensión que parecen eternizarse. Un núcleo fuerte puede ser su billete hacia una vida sin dolor a los 50 y 60 años.

Pero ¿cómo conseguirlo? ¿Cuáles son los secretos de la fuerza del núcleo que pueden transformar su vida? Bien, queridos lectores, ¡están de suerte! En los próximos capítulos, profundizaremos en ejercicios prácticos, rutinas sencillas y consejos de expertos que le ayudarán a construir un núcleo sólido como una roca.

Así pues, permanezca atento y prepárese para embarcarse en un viaje hacia un yo sin dolor, seguro de sí mismo y más sano. Su núcleo es su aliado, su postura es su armadura y, juntos, pueden cambiar su vida. Prepárese para descubrir los secretos de por qué un núcleo fuerte importa y cómo puede ser la clave para desbloquear un futuro sin dolor y con una postura perfecta.

Dolor de espalda - El saboteador silencioso

El dolor de espalda es como un invitado no deseado que no quiere irse de la fiesta. Aparece sigilosamente cuando menos se lo espera, haciendo que tareas sencillas como coger a su nieto o agacharse para atarse los cordones de los zapatos parezcan hazañas olímpicas. Un núcleo débil deja vulnerable a su columna vertebral, y cuando ésta no está bien sujeta, puede provocar un dolor de espalda crónico que se siente como una batalla interminable.

Ahora, imagine este escenario: está intentando ponerse al día con su novela favorita, pero cada pocos minutos, tiene que parar porque su cuello se siente como si llevara el peso del mundo. La tensión en el cuello es un compañero común de un núcleo débil. Sin una base fuerte, los músculos de su cuello trabajan horas extras para compensar, lo que provoca esos molestos dolores y rigidez.

Ahora, puede que esté pensando: "¿Por qué me pasa esto a mí?". Pues bien, amigos míos, el culpable podría muy bien ser la debilidad de sus músculos centrales. Verá, su núcleo no consiste únicamente en tener unos abdominales de infarto, sino en tener la fuerza necesaria para sostener todo su cuerpo, especialmente la columna vertebral.

Seamos realistas por un momento. El dolor de espalda no es ninguna broma, y afecta a millones de nosotros a medida que envejecemos. Pero aquí está el lado positivo: fortalecer su núcleo puede ser su arma secreta contra él. No se fíe solo de mi palabra; escuchemos a algunas personas que han pasado por ello:

Conozca a Susan, una vibrante mujer de 58 años que solía sufrir dolores crónicos de espalda. Dice: "Me sentía como atrapada en mi propio cuerpo, incapaz de disfrutar de la vida al máximo. Entonces, descubrí la magia de los ejercicios para el núcleo. Fue como un cambio de juego. No solo remitió mi dolor, sino que también me sentí más fuerte y segura de mí misma".

Y luego está Mark, un ágil hombre de 65 años que solía hacer muecas a cada paso que daba. Compartió su historia diciendo: "Pensaba que el dolor de espalda era solo una parte de hacerse mayor. Pero cuando empecé a trabajar mi núcleo, me di cuenta de que tenía el poder de darle la vuelta a la situación. Ahora, camino erguida, sin dolor y con una sonrisa en la cara".

Entonces, ¿por qué un núcleo débil provoca dolor de espalda? Es muy sencillo. Los músculos centrales proporcionan un apoyo esencial a la columna vertebral y ayudan a mantener una postura correcta. Cuando son débiles, su columna no recibe el apoyo que necesita, lo que provoca una mala alineación y molestias.

Imagine su núcleo como el amigo fuerte y fiable que le cubre las espaldas, ¡literalmente! Cuando su núcleo es fuerte, actúa como una fuerza estabilizadora para su columna vertebral, evitando una tensión excesiva en la zona lumbar. Es como tener su propio guardaespaldas personal contra el dolor.

Pero no se preocupe, no tiene que convertirse en una rata de gimnasio o comenzar a hacer acrobacias locas. Unos sencillos ejercicios dirigidos a los músculos centrales pueden marcar la diferencia. Profundizaremos en estos ejercicios y más en los próximos capítulos, ¡así que permanezca atento!

En pocas palabras, la fuerza de su núcleo es su billete para una vida sin dolor, activa y agradable en sus años dorados. El viaje hacia un núcleo fuerte y una espalda sin dolor es una aventura que merece la pena emprender. Así que, si está cansado de estar al margen, es hora de pasar al centro de atención de un usted más fuerte y saludable.

Distensión cervical - El polizón no deseado

No nos olvidemos de los molestos dolores de cabeza que pueden arruinar un día perfectamente bueno. Un núcleo débil puede desequilibrar su postura, provocando tensión en el cuello y los hombros. ¿El resultado? Esos dolores de cabeza palpitantes que no cesan. ¿Quién quiere ese tipo de aguafiestas?

Imagine una tienda de campaña sin cuerdas resistentes que la sostengan: empieza a combarse. Del mismo modo, cuando su núcleo no puede sostener la parte superior del cuerpo, los hombros y el cuello soportan la mayor parte de la carga. Con el tiempo, esto puede provocar una mala postura, y los músculos de su cuello tienen que trabajar más para mantener la cabeza erguida. ¡Ay!

Pero espere, no queremos asustarle con el lado sombrío de las cosas. En su lugar, vamos a sumergirnos en algunas historias de la vida real que pueden tocarle de cerca.

Fortalecer su núcleo no es tan desalentador como parece. Ejercicios sencillos como las planchas, los puentes y las elevaciones de piernas sentadas pueden hacer maravillas. Es como dar a sus músculos centrales una charla de ánimo, animándolos a sostener mejor el cuello y los hombros.

Al embarcarse en este viaje hacia un núcleo más fuerte, no solo dirá adiós a la tensión cervical, sino que también dará la bienvenida a su vida a una mejor postura, un mayor equilibrio y una reducción del dolor de espalda. ¿Quién no querría eso?

Dolores de cabeza - Los estragos ocultos de un núcleo débil

Los dolores de cabeza, como los invitados no deseados, llegan sin invitación. Se cuelan en sus rutinas diarias, apagando su entusiasmo por la vida. Pero ¿sabía que un núcleo débil puede ser el culpable de estos implacables dolores de cabeza? Sumerjámonos en este estrago oculto.

Imagínese sentado en su escritorio, mirando fijamente a la pantalla, con la espalda encorvada y los hombros caídos. Lleva horas en esta postura y, de repente, ahí está: el dolor de cabeza. Es como si su cerebro golpeara contra su cráneo, pidiendo a gritos que le preste atención. ¿Le suena familiar?

Ahora, puede que se pregunte, ¿qué tiene que ver mi núcleo con estos golpes de cabeza? Bueno, imagínese su núcleo como los sólidos cimientos de un rascacielos. Si es débil, toda la estructura se tambalea, provocando que la tensión ondule por todo su cuerpo.

Cuando sus músculos centrales carecen de fuerza, no pueden sostener su columna vertebral correctamente. Esto conduce a una mala postura, y una mala postura puede ser un billete de ida al país del dolor de cabeza. Los músculos de su cuello y hombros sobrecompensan, esforzándose como superhéroes sobrecargados de trabajo. Esto, amigos míos, es el principio de una saga de dolores de cabeza de larga duración.

Conozca a Sarah: "Solía tener estos dolores de cabeza tensionales insoportables cada semana. Era como una mordaza alrededor de mi cabeza. Entonces empecé a hacer ejercicios de fortalecimiento del núcleo y ¡voilá! Los dolores de cabeza pasaron a la historia".

La historia de John: "Pensaba que mis dolores de cabeza eran solo parte del envejecimiento. Pero después de algunos ejercicios de fortalecimiento del núcleo, desaparecieron como el truco de un mago. Ahora, ¡me siento mejor a los 60 que a los 40!".

Estas historias de éxito de la vida real son solo un atisbo de lo que es posible cuando hace de su núcleo una prioridad. Así que, querido lector, si está cansado de verse frenado por el dolor de espalda, la tensión en el cuello y esos molestos dolores de cabeza es hora de pasar a la acción. Fortalecer su núcleo puede transformar su vida y, en los capítulos que siguen, exploraremos los cómos y los porqués de la fortaleza del núcleo, proporcionándole consejos prácticos y ejercicios que le permitirán mantenerse erguido y sin dolor a los 50 y 60 años.

En las páginas que siguen, profundizaremos en los ejercicios de fortalecimiento del núcleo y en los ajustes del estilo de vida hechos a medida para el aventurero experimentado que hay en usted.

Capítulo 6: Ejercicios de equilibrio y estabilidad para prevenir las caídas

Las caídas entre los ancianos son mucho más que simples accidentes. Son adversarios silenciosos, que acechan en las sombras, esperando el momento oportuno para golpear. Exploremos algunas estadísticas y hechos convincentes que ponen de relieve los peligros y las consecuencias de las caídas en la población anciana, pintando un cuadro vívido de por qué es crucial tomar medidas.

Un dato sorprendente: La prevalencia de las caídas

¿Sabía que las caídas son la principal causa de lesiones mortales y no mortales entre las personas de 65 años o más? Cada año, millones de adultos mayores sufren caídas, que a menudo tienen consecuencias devastadoras. Lo más alarmante es que estas caídas pueden ocurrirle a cualquiera, en cualquier lugar y en cualquier momento.

El efecto dominó: Una caída lleva a otra

Una vez que una persona mayor sufre una caída, a menudo se desencadena una reacción en cadena de miedo e inmovilidad. Una persona que se ha caído antes se vuelve más temerosa de volver a caerse, lo que puede conducir a una reducción significativa de la actividad física. Este estilo de vida sedentario puede exacerbar la debilidad muscular y disminuir la densidad ósea, haciendo aún más probables futuras caídas.

El costoso peaje: Carga económica y emocional

Las caídas no solo imponen una carga física, sino también una pesada carga financiera. Los gastos médicos, incluyendo hospitalización, rehabilitación y cuidados a largo plazo, se acumulan rápidamente. Estos costes pueden ser especialmente gravosos para las personas con ingresos fijos. Más allá del peaje financiero, las caídas pueden destrozar la autoestima y la independencia de una persona, causando una angustia emocional que puede perdurar durante años.

Consecuencias ocultas para la salud: Fracturas y traumatismos

Cuando un adulto mayor se cae, corre un mayor riesgo de sufrir fracturas, sobre todo de cadera. Estas fracturas suelen requerir cirugía y una rehabilitación prolongada y, tristemente, muchos individuos nunca recuperan por completo su nivel funcional anterior a la caída. Además, las caídas pueden conducir a una espiral descendente en la salud general, aumentando el riesgo de otras afecciones y complicaciones médicas.

Una amenaza mortal: Tasas de mortalidad

Las caídas pueden tener consecuencias nefastas, a veces mortales. El riesgo de mortalidad aumenta significativamente tras una caída, sobre todo entre los adultos mayores. No se trata solo del impacto físico de la caída en sí, sino también de las complicaciones de salud posteriores que pueden resultar fatales.

Ahora que hemos arrojado luz sobre la cruda realidad de las caídas entre los ancianos, está claro que debemos tomar medidas proactivas para prevenir estos incidentes que alteran la vida. Este libro es su hoja de ruta para conseguir equilibrio, estabilidad y un núcleo fuerte: las claves para mantenerse en pie y disfrutar de la vida vibrante que se merece.

La solución para el núcleo

Sin un núcleo fuerte, el impacto de un paso en falso puede sacudir su cuerpo como un rayo, causando dolor y posibles lesiones. Auch, duele ¿verdad?

Pero aquí es donde su núcleo vuelve al rescate. Actúa como un amortiguador, dispersando el impacto de esos movimientos bruscos, salvando sus articulaciones y manteniéndole en pie. Cuando su núcleo es débil, su cuerpo tiene que recurrir a otros músculos para compensarlo, lo que puede provocar desequilibrios y aumentar el riesgo de lesiones. Así que, si quiere mantenerse activo y sin dolor, es hora de dar a esos músculos centrales un poco de amor.

Ahora, hablemos de envejecer con gracia. Todos queremos mantener nuestra independencia y vitalidad a medida que envejecemos, ¿verdad? Pues bien, un núcleo fuerte es su arma secreta para conseguir precisamente eso.

Piense en su núcleo como en los cimientos de su cuerpo. Cuando es sólido, puede dedicarse a todas las actividades que le gustan, desde la jardinería hasta el baile, sin preocuparse de que el dolor de espalda o la rigidez le frenen. Es como tener la llave que abre la puerta a una vida más vibrante y sin dolor.

La constancia es su mejor amiga en este viaje hacia un núcleo más fuerte. Imagíneselo así: no esperaría correr una maratón después de un día de entrenamiento, ¿verdad? Del mismo modo, fortalecer el núcleo requiere tiempo y compromiso. No se trata de soluciones rápidas; se trata de ganancias a largo plazo. Por lo tanto, acepte el proceso, siga su rutina y vea cómo se transforma su núcleo.

Ahora, abordemos algo que a todos nos encanta evitar: la progresión gradual. Lo entiendo; todos estamos ansiosos por ver resultados *ayer...* pero *lento y constante se gana la carrera del núcleo.* Piense en su núcleo como en una flor delicada; no querrá forzarla para que florezca. La progresión gradual no solo reduce el riesgo de lesiones, sino que también garantiza resultados sostenibles. Comience con ejercicios sencillos e intensifíquelos gradualmente. ¡Su núcleo se lo agradecerá!

Elevaciones de piernas sentado

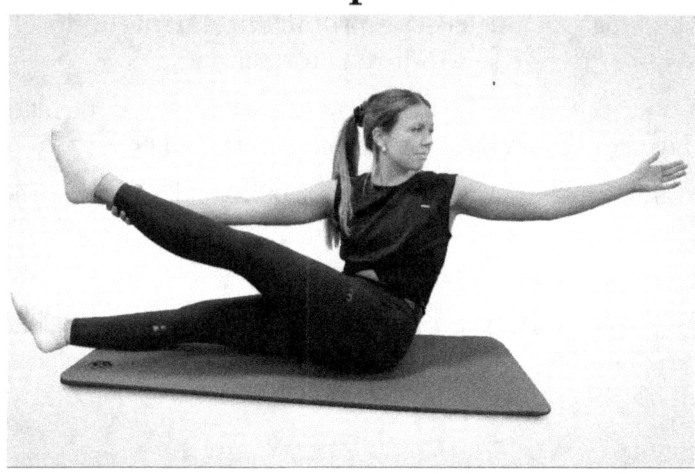

Las elevaciones de piernas sentado son como la salsa secreta para su núcleo. Se dirigen a sus músculos abdominales, lumbares y caderas, ¡todo a la vez! Cuando fortalece estos músculos, no solo mejora su postura, sino que también reduce el riesgo de dolor de espalda.

La preparación

Siéntese en una esterilla con las piernas extendidas. Inspire profundamente y espire, activando los músculos centrales. Esta es su posición inicial: fuerte y centrada.

La ejecución

1. Ahora, levante la pierna derecha estirada hacia delante.
2. Mantenga los dedos de los pies apuntando hacia delante y la rodilla lo más recta posible.
3. Manténgala así durante unos segundos, sintiendo el ardor en su núcleo. Después, baje lentamente la pierna hasta el suelo.
4. Repita el mismo proceso con la pierna izquierda.
5. Levántela, sujétela y bájela. Imagine que su núcleo trabaja como un muelle enrollado, impulsando el levantamiento de la pierna.
6. Recuerde respirar de forma constante durante todo el ejercicio.
7. Inhale al levantar la pierna y exhale al bajarla. Esto ayuda a mantener la estabilidad de su núcleo.

Puntos claves a tener en cuenta

- Céntrese en la calidad, no en la cantidad. Comience con pocas repeticiones y auméntelas gradualmente a medida que vaya ganando fuerza.
- Mantenga su núcleo comprometido durante todo el ejercicio. ¡Aquí es donde se produce la magia!
- No se precipite. Los movimientos lentos y controlados son la clave para una elevación de piernas sentada eficaz.
- Mantenga una buena postura. Mantenga la espalda recta y evite encorvarse.

Errores comunes que debe evitar

- Es fácil balancear la pierna hacia arriba y hacia abajo rápidamente, pero esto no implicará a su núcleo de forma eficaz. El control es la clave.

- Resista el impulso de inclinar la parte superior de su cuerpo hacia la pierna levantada. Esto desvía la atención de su núcleo.

- Olvidarse de respirar puede provocar tensión e incomodidad. Así que recuerde, inhale y exhale con propósito.

Las elevaciones de piernas sentadas son su billete hacia un núcleo más fuerte. Pueden parecer poco exigentes, pero son los cimientos de una vida mejor y más activa. A medida que siga practicando este ejercicio, sentirá cómo su núcleo se vuelve más robusto, mejora su equilibrio y su fuerza general se dispara.

Caminatas de talón a punta

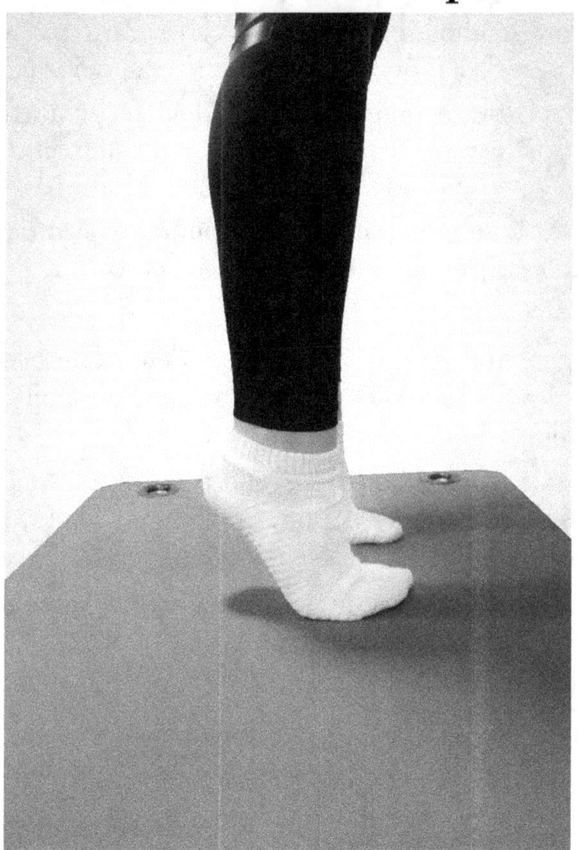

Puede parecer sencillo, pero este ejercicio es una fuente de energía para el núcleo. No solo fortalece su núcleo, sino que también mejora su equilibrio y estabilidad. Mientras recorre este estrecho camino, sus músculos abdominales se activan, sosteniendo su columna vertebral y mejorando la postura. Además, es una forma divertida de desafiarse a sí mismo, y a quién no le gusta un pequeño desafío, ¿verdad?

La preparación

Para realizar las caminatas de talón a punta, no necesitará un equipo lujoso ni ser miembro de un gimnasio. Solo necesita un poco de espacio y calzado cómodo. Comience en una zona tranquila donde pueda caminar unos pasos sin obstáculos. Comience poniéndose de pie con los pies juntos.

La ejecución

1. Levante el talón derecho y colóquelo delante de los dedos del pie izquierdo. Asegúrese de que sus pies están en línea recta.

2. Transfiera gradualmente su peso del talón derecho a los dedos del pie derecho, empujando los dedos del pie izquierdo.

3. Mueva el pie izquierdo hacia delante, colocando el talón izquierdo delante de los dedos del pie derecho. Mantenga la línea recta y ruede con el pie.

4. Continúe con este patrón talón-puntera, avanzando con cada paso. Intente dar al menos de 10 a 15 pasos.

Puntos clave

- Durante todo el ejercicio, apriete conscientemente los músculos abdominales. Esto le ayudará a estabilizar su cuerpo y a fortalecer su núcleo.

- Concéntrese en mantener el cuerpo centrado mientras desplaza el peso del talón a la punta del pie. Utilice los brazos para mantener el equilibrio si es necesario.

- No tenga prisa. Camine a una velocidad que le permita mantener la forma y el equilibrio adecuados.

Errores comunes que debe evitar

- Mantenga la mirada al frente para conservar el equilibrio. Evite mirar a sus pies, ya que puede desviar su alineación.

- Tómese su tiempo con cada paso. Los movimientos rápidos y apresurados pueden comprometer su equilibrio y el compromiso de su núcleo.

- No se encorve ni se incline hacia delante. Manténgase erguido y orgulloso durante todo el ejercicio.

Elevaciones de piernas de pie

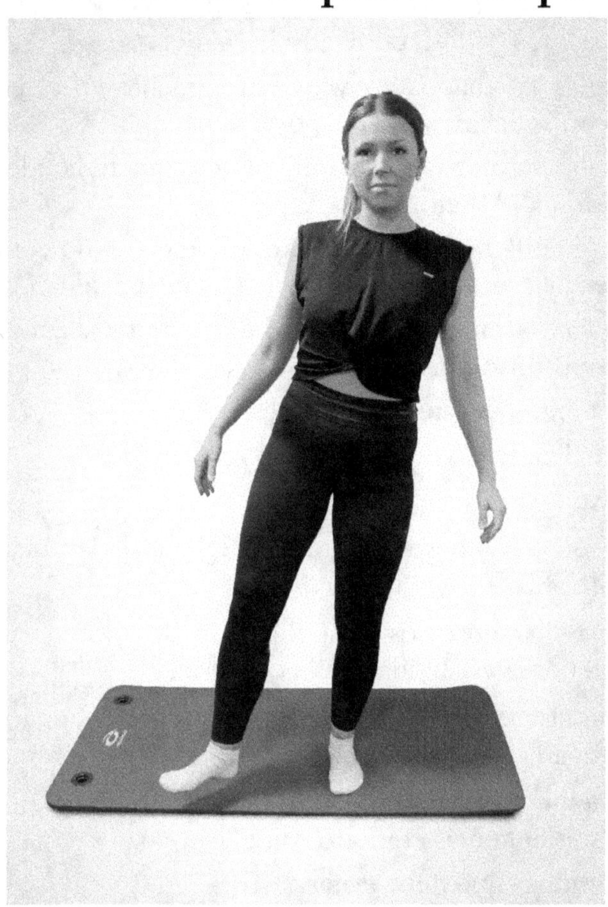

Ahora, vamos a sumergirnos en uno de los ejercicios fundamentales: las elevaciones de piernas de pie. No se deje engañar por su simplicidad; este ejercicio es su billete hacia un núcleo robusto. Se dirige a esos músculos abdominales profundos, ayudándole a mantenerse erguido y con confianza.

La preparación

Para este ejercicio no necesita un equipo sofisticado ni ser miembro de un gimnasio. Encuentre un espacio despejado para ponerse de pie, preferiblemente delante de una silla resistente o una encimera a la que pueda agarrarse para mantener el equilibrio si es necesario. Manténgase erguido, contraiga el núcleo y mantenga una buena postura durante todo el ejercicio.

La ejecución

1. Comience de pie con los pies separados a la anchura de las caderas y los dedos apuntando hacia delante.

2. Mantenga las manos apoyadas suavemente en el respaldo de la silla o en la encimera para apoyarse.

3. Desplace su peso sobre una pierna manteniendo el otro pie apoyado en el suelo.

4. Levante lentamente del suelo la pierna que no soporta el peso. Manténgala recta pero no bloqueada en la rodilla.

5. Mantenga la pierna levantada durante unos segundos, sintiendo el compromiso en su núcleo y la estabilidad en su pierna de pie.

6. Baje la pierna levantada hasta el suelo.

7. Repita el ejercicio en el otro lado.

Puntos clave

- Concéntrese en su respiración: inhale al levantar la pierna y exhale al bajarla.

- Active los músculos centrales durante todo el ejercicio para mantener la estabilidad y el equilibrio.

- Mantenga la rodilla de pie ligeramente flexionada para evitar bloquearla.

- Aumente gradualmente el número de repeticiones a medida que se sienta más cómodo con el ejercicio.

Errores comunes que debe evitar

- No se exija demasiado. Empiece con pocas repeticiones y auméntelas gradualmente con el tiempo.

- Mantenga una buena postura para sacar el máximo partido del ejercicio y evitar tensiones en la espalda.

- Levante la pierna de forma controlada, evitando movimientos bruscos o balanceos.

- Caliente siempre el cuerpo antes de sumergirse en cualquier rutina de ejercicios para evitar lesiones.

Las elevaciones de pierna de pie son fantásticas para desarrollar la fuerza del núcleo, mejorar el equilibrio y aumentar su estabilidad general. Recuerde, Roma no se construyó en un día, y un núcleo fuerte tampoco. La constancia es la clave, así que conviértalo en parte de su rutina diaria.

Inclinaciones pélvicas

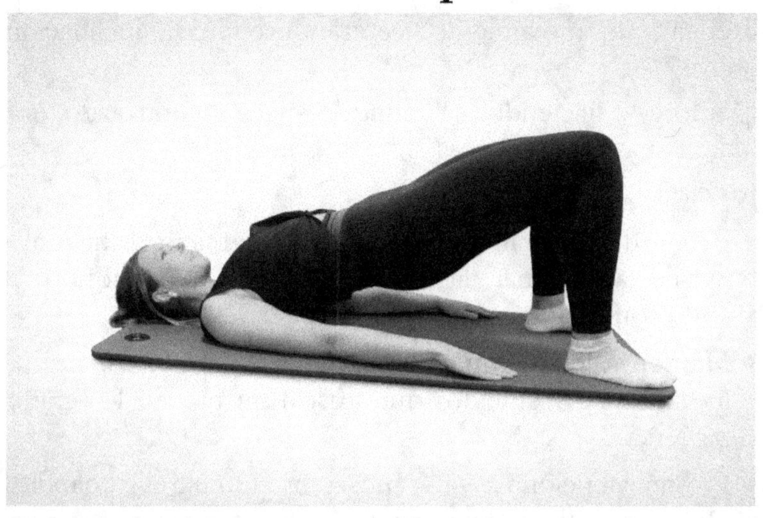

Las inclinaciones pélvicas son como los arquitectos de su núcleo. Le ayudan a conseguir una mejor postura, mejorar el equilibrio y aliviar el dolor lumbar. Piense en ellos como en la capa invisible de superhéroe que lleva cada día para mantenerse erguido y conquistar los retos de la vida.

La preparación

Antes de adentrarnos en los pormenores de las inclinaciones pélvicas, busque un lugar cómodo. Puede ser el salón de su casa, el patio trasero o incluso su banco favorito del parque. Póngase ropa holgada y cómoda, y asegúrese de tener a mano una esterilla suave o una toalla.

Ahora, acuéstese boca arriba con las rodillas flexionadas, los pies apoyados en el suelo y los brazos descansando suavemente a los lados. Imagine que se prepara para una relajante siesta vespertina. Esa es la preparación: sencilla, ¿verdad?

La ejecución

1. Inhale profundamente, dejando que su vientre se eleve, y exhale lentamente.

2. Mientras exhala, presione suavemente la parte baja de la espalda contra el suelo, inclinando la pelvis hacia arriba. Imagine que mete el coxis entre las piernas.

3. Mantenga esta posición durante unos segundos, sintiendo la tensión en su núcleo.

4. A continuación, inhale y suelte la pelvis para volver a la posición inicial.

5. Repita este movimiento, centrándose en la inclinación de la pelvis.

6. ¡Ya lo está haciendo! Manténgalo suave y controlado, como una danza suave.

Puntos clave

- Recuerde respirar durante todo el ejercicio. Inhale al soltar y exhale al inclinar la pelvis. Esto le mantendrá relajado y comprometido.

- Mantenga los movimientos lentos y deliberados. Las prisas no le darán los resultados que busca. Su núcleo le agradecerá su paciencia.

- Preste atención a sus músculos lumbares y abdominales. Debería sentirlos trabajar juntos. ¡Ese es el punto óptimo!

Errores comunes que debe evitar

- No exagere el arco de la parte baja de la espalda. El objetivo es una inclinación controlada, no un estiramiento dramático.

- La respiración es su aliada. No contenga la respiración durante el ejercicio. Es su arma secreta para el compromiso del núcleo.

Entonces, ¿por qué las inclinaciones pélvicas son esenciales para un núcleo más fuerte? Sientan las bases al activar sus músculos abdominales profundos y despertar suavemente esos músculos centrales descuidados. Además, mejoran su postura y alivian el dolor lumbar.

Capítulo 7: Estiramientos suaves de flexibilidad y movilidad

La flexibilidad y la movilidad son como los superhéroes de la salud de las personas mayores. Se abalanzan para salvar el día, haciendo la vida más fácil y agradable. Así que, ¿qué ganan nuestras amigas las personas mayores cuando adoptan estos superpoderes?

Mayor funcionalidad diaria: Imagínese esto: alcanzar sin esfuerzo ese tarro de pepinillos de la estantería superior, agacharse para atarse los cordones sin esfuerzo o, simplemente, levantarse de la cama con un resorte en el paso. Esa es la magia de la mejora de la flexibilidad y la movilidad. Las personas mayores que practican con regularidad ejercicios del núcleo encuentran más fácil realizar las tareas cotidianas, manteniendo su independencia y su entusiasmo por la vida.

Prevención de lesiones: Seamos realistas: nadie quiere verse marginado por una lesión. Con la edad, aumenta el riesgo de resbalones, tropiezos y caídas - pero no se preocupe; tener un cuerpo flexible y móvil actúa como un escudo protector. Es como llevar una armadura invisible. Unos núcleos fuertes y unos músculos ágiles estabilizan su cuerpo, reduciendo las posibilidades de accidentes y lesiones.

Alivio del dolor: Los dolores y molestias son huéspedes no invitados que suelen aparecer a medida que envejecemos. Pero, ¿adivine qué? Mejorar la flexibilidad puede ser su arma secreta contra estos molestos intrusos. Manteniendo flexibles sus músculos y articulaciones, puede aliviar o incluso prevenir las molestias. ¡Diga adiós a esos molestos dolores de espalda!

Mejor postura: ¿Recuerda cuando su madre le decía que se pusiera derecho? ¡Estaba en lo cierto! Una buena postura no solo le hace parecer más alto y seguro de sí mismo, sino que también le ayuda a respirar mejor y reduce la tensión en la espalda. Los ejercicios de flexibilidad y movilidad pueden ayudarle a conseguir esa postura elegante que siempre ha admirado.

Mejora del estado de ánimo: No nos olvidemos del aspecto mental de todo esto. Cuando su cuerpo se siente bien, su mente le sigue. Realizar ejercicios para el núcleo que mejoren la flexibilidad y la movilidad puede mejorar su estado de ánimo, reducir el estrés y aumentar su sensación general de bienestar. Es como un cóctel de felicidad para su cuerpo y su alma.

Envejecer con gracia: Adoptar la flexibilidad y la movilidad no consiste en desafiar a su edad, sino en envejecer con gracia. Se trata de vivir su mejor vida, independientemente del número que figure en su tarta de cumpleaños. Estos ejercicios pueden ayudarle a mantener su espíritu juvenil y a mantenerse activo durante años.

El enfoque suave: La seguridad ante todo

Aquí nos gusta mantener las cosas fáciles. Nuestros ejercicios priorizan la suavidad por encima de todo. Entendemos que puede que no esté entrenando para una maratón, pero aun así quiere disfrutar de la vida al máximo. Estas rutinas están diseñadas para mejorar su amplitud de movimiento, reducir la rigidez y hacerlo todo sin sudar.

Antes de sumergirnos en los ejercicios, recuerde que la seguridad no es negociable. Consulte siempre a su médico antes de comenzar cualquier nuevo régimen de ejercicios. Ellos pueden darle luz verde e incluso ofrecerle algunos consejos personalizados. Empecemos con unos deliciosos estiramientos para que esas articulaciones se muevan con suavidad. La clave aquí es *suave*. Vamos a por un estiramiento de lujo, ¡no un acto de contorsionismo!

Estiramiento del gato y la vaca

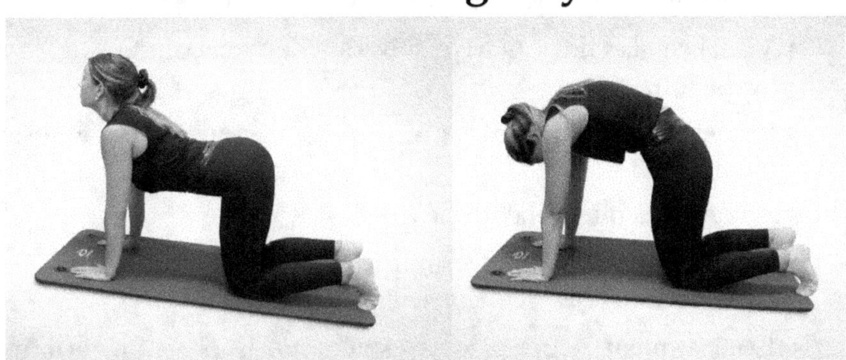

El estiramiento del gato-vaca es como un cálido abrazo para su columna vertebral. Ayuda a mejorar la flexibilidad y la movilidad de la espalda al tiempo que ejercita los músculos centrales. Este ejercicio es perfecto para las personas mayores, ya que es suave para las articulaciones y puede aliviar esos molestos dolores de espalda que parecen surgir de la nada.

La preparación

Busque un lugar cómodo en el suelo o una esterilla de yoga. Baje hasta el suelo, colocando las muñecas justo debajo de los hombros y las rodillas debajo de las caderas.

La ejecución

1. Inhale profundamente, arquee la espalda hacia arriba como un gato enfadado, metiendo la barbilla hacia el pecho.

2. Imagine que tira de su ombligo hacia la columna.

3. Espire gradualmente mientras curva suavemente la espalda hacia abajo, levantando tanto la cabeza como el coxis hacia el cielo. Deje que su abdomen descienda hacia el suelo.

4. Repita este suave movimiento, inhalando al convertirse en el "Gato" y exhalando al transformarse en la "Vaca". Muévase suave y continuamente, sincronizando su respiración con sus movimientos.

5. Intente realizar entre 10 y 15 repeticiones.

Puntos clave

- Mantenga los movimientos lentos y controlados, centrándose en el estiramiento y la respiración.

- Active los músculos centrales durante todo el ejercicio, manteniendo la estabilidad.

- Visualice la flexión y extensión de su columna en cada transición.

- Escuche a su cuerpo y no se presione en ninguna posición incómoda.

Errores comunes que debe evitar

- No se precipite en el estiramiento del gato-vaca. No es una carrera; es un ejercicio consciente.

- Evite arquear demasiado la espalda en la posición de la vaca. Manténgalo suave y natural.

- Su respiración es su guía. No olvide sincronizarla con sus movimientos para obtener todos los beneficios.

Flexión hacia delante sentado

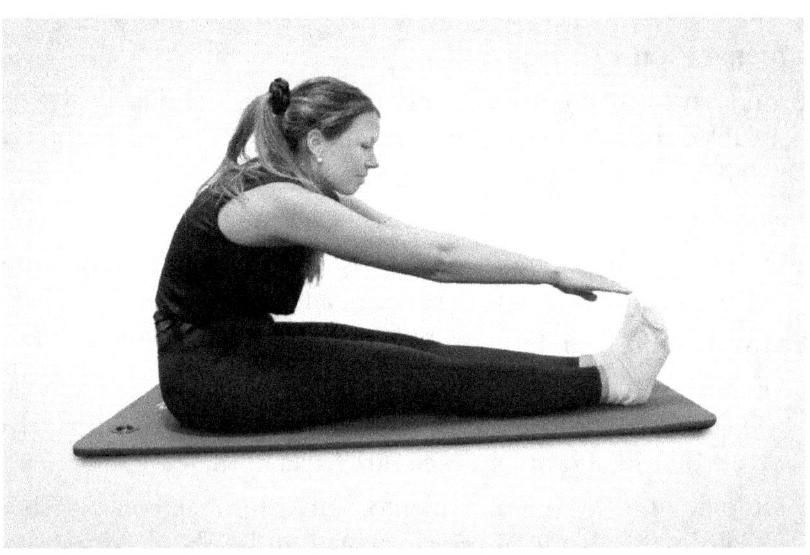

La flexión hacia delante sentada es su billete hacia un núcleo más robusto y una persona más sana. Este ejercicio es como los cimientos de un edificio fuerte, preparando el escenario para un núcleo sólido como una roca. Sumerjámonos de lleno y descubramos cómo dominarlo.

La preparación

Siéntese en una esterilla de yoga con las piernas estiradas y los pies separados a la anchura de las caderas. Mantenga la columna alta y los hombros relajados. Extienda los brazos hacia las piernas, con las palmas hacia abajo.

La ejecución

1. Inhale profundamente y alargue la columna mientras se sienta con la espalda recta.

2. Al exhalar, comience lentamente a doblar las caderas, inclinándose hacia delante desde la cintura.

3. Mantenga la espalda recta y el pecho abierto mientras baja el torso hacia los muslos.

4. Continúe inclinándose hacia delante hasta que sienta un suave estiramiento en la parte baja de la espalda y los isquiotibiales. No se esfuerce demasiado.

5. Mantenga esta posición de 15 a 30 segundos, respirando profundamente y relajándose en el estiramiento.

6. Para volver a la posición inicial, inspire y contraiga los músculos centrales.

7. Vuelva lentamente a la posición de sentado, una vértebra cada vez.

Puntos clave

- Concéntrese en mantener una buena postura durante todo el ejercicio. Imagine que una cuerda tira de la coronilla de su cabeza hacia el aire.

- Respire profunda y uniformemente para aumentar el estiramiento y la relajación.

- Sienta el estiramiento en la zona lumbar y los isquiotibiales, pero no lo fuerce. La flexibilidad mejorará con la práctica.

- Mantenga los músculos abdominales contraídos mientras se inclina hacia delante; esto activa su núcleo.

Errores comunes que debe evitar

- Evite encorvarse o redondear la espalda durante la flexión hacia delante. Esto puede tensar su columna vertebral. Mantenga la espalda recta y el pecho abierto.

- No se esfuerce demasiado al principio. Estirarse demasiado puede provocar lesiones. Intente conseguir un estiramiento cómodo que pueda mantener sin dolor.

- Recuerde respirar. Contener la respiración puede aumentar la tensión en su cuerpo, anulando el propósito del ejercicio.

- No utilice el impulso para profundizar en el estiramiento. El objetivo es activar su núcleo y estirar los isquiotibiales gradualmente.

La flexión hacia delante sentado es como el primer peldaño de una escalera hacia un núcleo más fuerte. Practique este ejercicio con regularidad y se sorprenderá de cómo sienta las bases para un torso más tonificado. A medida que se adentre en el mundo de los ejercicios para el tronco, descubrirá nuevos retos y emocionantes variaciones para fortalecer aún más sus músculos centrales.

Inclinaciones y giros del cuello

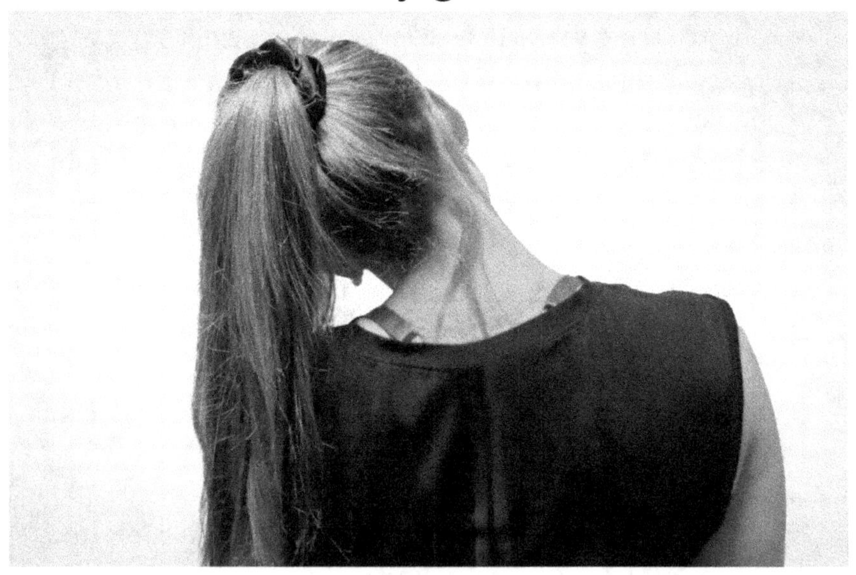

Las inclinaciones y giros del cuello pueden parecer sencillos, pero son los cimientos de la fuerza del núcleo. Al inclinar y girar suavemente el cuello, se activan los músculos centrales profundos. Estos ejercicios mejoran la estabilidad, facilitando las actividades cotidianas.

La preparación

Antes de comenzar, busque una silla cómoda o párese derecho, con los pies separados a la altura de los hombros. Relaje los hombros, mantenga la barbilla paralela al suelo y sonría, ¡porque esto va a ser divertido!

La ejecución

1. Comience inhalando profundamente y, al exhalar, incline suavemente la cabeza hacia la derecha, acercando la oreja derecha al hombro derecho.

2. Mantenga el estiramiento durante un breve momento, sintiendo la tensión a lo largo del lado izquierdo de su cuello.

3. Vuelva lentamente la cabeza al centro.

4. Repita la inclinación, esta vez hacia el lado izquierdo, acercando la oreja izquierda al hombro izquierdo.

5. Vuelva a mantener la posición durante unos segundos.

6. Vuelva a colocar la cabeza en el centro.

7. Repita este movimiento relajante de 5 a 10 veces a cada lado.

Puntos clave

- Mantenga sus movimientos lentos y controlados. Imagine que se mueve a través de miel espesa y caliente.

- Nunca fuerce la cabeza hacia abajo; deje que la gravedad haga el trabajo.

- Respire con naturalidad durante todo el ejercicio y mantenga una buena postura.

Errores comunes que debe evitar

- No se apresure como si estuviera en una carrera. Saboree el estiramiento.

- Evite encorvar los hombros; manténgalos relajados y hacia abajo.

- No incline demasiado la cabeza; escuche a su cuerpo y manténgase dentro de un rango cómodo.

Estiramiento de cuádriceps

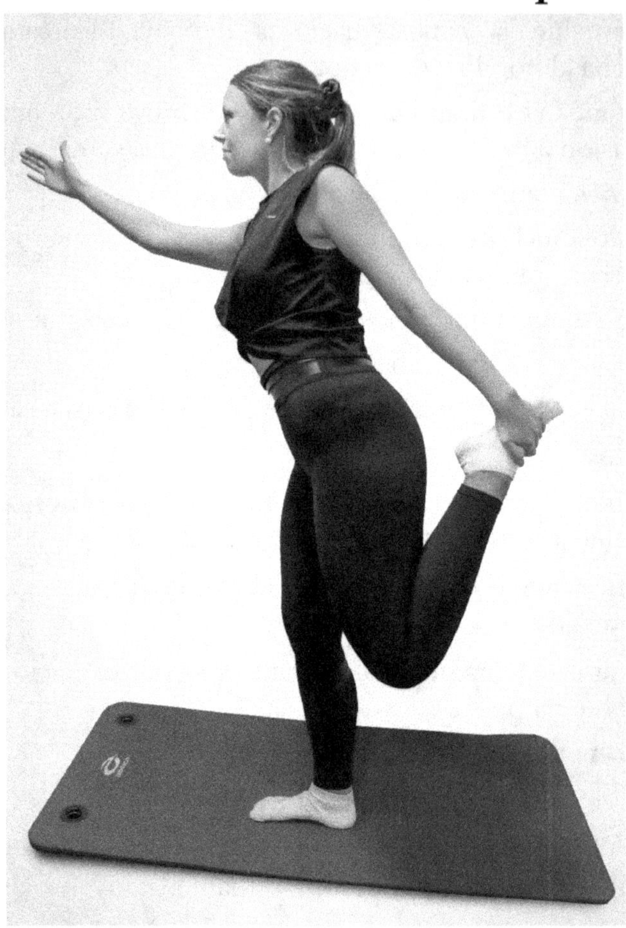

El estiramiento de cuádriceps no se trata solo de decir adiós a los muslos tensos; se trata de fortalecer los bloques de construcción de su núcleo. Al trabajar sus cuádriceps, está preparando el terreno para un núcleo más robusto y equilibrado, que mejorará su estabilidad y postura generales.

La preparación

Busque un lugar tranquilo y cómodo, preferiblemente con una superficie blanda como una esterilla de yoga o una alfombra.

Póngase de pie con los pies separados a la anchura de las caderas. Asegúrese de estar en una posición equilibrada y relajada antes de sumergirnos en este estiramiento energizante.

La ejecución

1. Comience levantando suavemente el pie derecho del suelo en dirección a los glúteos. Utilice la mano para agarrarse el tobillo por detrás, manteniendo las rodillas juntas.

2. Sienta el estiramiento en la parte delantera del muslo: ¡es su cuádriceps haciendo magia!

3. Mantenga esta posición de 20 a 30 segundos manteniendo una buena postura. Mantenga el pecho erguido y los hombros relajados.

4. Recuerde respirar profunda y tranquilamente durante todo el estiramiento.

5. Suelte lentamente el pie y devuélvalo al suelo.

6. Repita el mismo proceso con la pierna izquierda.

Puntos clave

- Aumente gradualmente la duración del estiramiento a medida que mejore su flexibilidad.

- Mantenga las rodillas juntas para maximizar el estiramiento de los cuádriceps.

- Mantenga una postura recta con el pecho levantado y los hombros relajados.

- Realice siempre este estiramiento con ambas piernas para garantizar el equilibrio y la simetría.

Errores comunes que debe evitar

No se apresure al realizar este ejercicio. Un estiramiento adecuado lleva su tiempo, así que sea paciente y cosechará los beneficios.

Aunque es esencial desafiarse a sí mismo, no fuerce demasiado su cuerpo. El dolor no es el objetivo aquí; un estiramiento suave sí lo es.

Mantenga la espalda recta Encorvarse o encorvarse resta eficacia al estiramiento.

Inhale y exhale profundamente durante todo el estiramiento para mantener el cuerpo relajado y oxigenado.

Recuerde, es crucial estirar ambas piernas para mantener el equilibrio de su cuerpo.

Estiramiento de mariposa

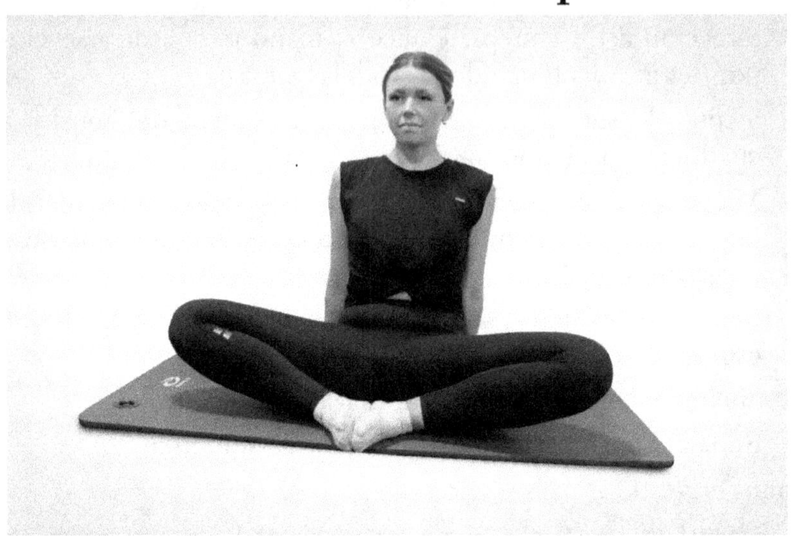

El estiramiento mariposa es como un bálsamo calmante para sus músculos. Se centra en el núcleo y la cara interna de los muslos, ¡e incluso le da un poco de amor a la parte baja de la espalda! Practíquelo con regularidad y empezará a notar una mayor flexibilidad y menos tensión en la parte inferior de su cuerpo.

La preparación

Busque un lugar cómodo en el suelo o una esterilla de yoga. Siéntese erguida con la espalda recta y las piernas extendidas delante de usted.

La ejecución

Ahora, ¡viene la parte divertida!

1. Doble las rodillas hacia fuera como alas de mariposa, juntando las plantas de los pies.

2. Sujete los pies con las manos y tire suavemente de ellos hacia la pelvis. Imagine que sus rodillas intentan tocar el suelo.

3. Respire profundamente y, al exhalar, inclínese lentamente hacia delante desde las caderas manteniendo la espalda recta. ¿Siente ese maravilloso estiramiento en la cara interna de los muslos y en la zona de la ingle? ¡Esa es la magia que está ocurriendo!

Puntos clave

- Recuerde respirar lenta y profundamente mientras se inclina hacia delante. Le ayudará a relajarse en el estiramiento.

- Este estiramiento no es solo para las piernas. Sienta cómo se activan los músculos centrales mientras mantiene una buena postura. Es como un doble golpe para su sección media.

- No fuerce el estiramiento. Inclínese gradualmente hacia delante a medida que su flexibilidad mejore con el tiempo.

Errores comunes que debe evitar

- ¡Mantenga la espalda recta! Evite encorvarse; puede forzar la zona lumbar.

- Sea amable con sus rodillas. No las empuje demasiado hacia el suelo; trabaje dentro de su zona de confort.

- La respiración es su mejor amiga. No olvide inhalar y exhalar; hará que el estiramiento sea más eficaz.

Capítulo 8: Técnicas avanzadas para el núcleo

Es esencial comenzar con una advertencia: antes de que las personas mayores se sumerjan en ejercicios más avanzados, deben dominar los fundamentos. Construir unos cimientos sólidos en el movimiento es como construir una casa robusta: garantiza la seguridad y la estabilidad a lo largo del viaje hacia una vida más sana y activa.

Antes de sumergirse en el apasionante mundo de los ejercicios para el núcleo, hay un paso esencial que no puede permitirse saltarse: ¡el calentamiento! El calentamiento puede parecer una tarea mundana, pero es su arma secreta para garantizar un entrenamiento del núcleo seguro y eficaz. Así que vamos a desentrañar los misterios del calentamiento de una manera que le pondrá a tono y listo para comenzar.

Lo primero es lo primero, ¿por qué debería molestarse en hacer un calentamiento? Bien, piense en sus músculos y articulaciones como en una goma elástica. Cuando hace frío, la goma elástica puede romperse fácilmente. Pero cuando está caliente, es elástica y flexible. ¡Su cuerpo no es diferente! El calentamiento aumenta el flujo sanguíneo, eleva su temperatura corporal y hace que sus músculos y articulaciones sean más flexibles. Esto no solo reduce el riesgo de lesiones, sino que también mejora el rendimiento general de sus ejercicios de núcleo.

Cómo comenzar

Muy bien, comencemos con una rutina de calentamiento sencilla pero eficaz adaptada a las personas mayores. Recuerde que no se trata de forzar sus límites desde el principio, sino de ir entrando en el entrenamiento poco a poco.

Actividad aeróbica suave

Comience con 5 a 10 minutos de actividad aeróbica de bajo impacto. Puede elegir actividades como caminar a paso ligero, bicicleta estática o incluso bailar suavemente. La idea es aumentar su ritmo cardiaco y comenzar a sudar. Esto pondrá en marcha el flujo sanguíneo hacia sus músculos y lubricará sus articulaciones.

Ejercicios de movilidad articular

A continuación, céntrese en sus articulaciones. Realice ejercicios suaves de movilidad articular para mejorar la flexibilidad y reducir la rigidez. Gire las muñecas, los tobillos, los hombros y las caderas. Haga giros de cuello e inclinaciones suaves de la cabeza de lado a lado. Mueva las articulaciones en toda su amplitud de movimiento sin forzar ningún movimiento.

Estiramientos dinámicos

Los estiramientos dinámicos son como un mini entrenamiento para sus músculos mientras los prepara para la acción. Pruebe a balancear las piernas, hacer círculos con los brazos o girar el torso. Estos movimientos implican a sus músculos y aumentan gradualmente su flexibilidad.

Ejercicios de respiración

¡No se olvide de respirar! Tómese unos momentos para practicar una respiración profunda y consciente. Inhale lentamente por la nariz, expandiendo el pecho y el abdomen, y luego exhale completamente por la boca. Esto ayuda a oxigenar sus músculos y calma su mente para un entrenamiento concentrado.

Calentamiento específico para el núcleo

Antes de sumergirse en los ejercicios para el núcleo, es aconsejable centrarse en los músculos que va a trabajar. Realice algunos ejercicios ligeros de calentamiento específicos para el núcleo. Pruebe con inclinaciones pélvicas suaves, estiramientos en forma de vaca de gato o planchas modificadas. Estos movimientos activan sus músculos centrales y los preparan para el evento principal.

Consejos para un calentamiento seguro

Ahora que ya sabe lo que debe hacer, aquí tiene algunos consejos para que su calentamiento sea aún más seguro y eficaz:

- Comience despacio: No se precipite en el calentamiento. Tómese su tiempo y escuche a su cuerpo.

- Zona sin dolor: Los ejercicios de calentamiento nunca deben causar dolor. Si algo le duele, pare inmediatamente.

- Progresión gradual: A medida que se acostumbre a su rutina, puede aumentar gradualmente la intensidad y la duración del calentamiento.

- Manténgase hidratado: Beba un poco de agua antes y durante el calentamiento para mantenerse hidratado.

- Vestimenta adecuada: Lleve ropa cómoda y transpirable y calzado de apoyo.

- Sea constante: Haga del calentamiento una parte innegociable de su rutina de ejercicios para el núcleo.

En lo que respecta a los ejercicios del núcleo para las personas mayores, hemos cubierto los aspectos básicos que ayudan a mejorar la estabilidad y la fuerza. Pero ahora, subamos un peldaño y adentrémonos en algunos movimientos más emocionantes e intrincados para dar a su núcleo un verdadero entrenamiento.

Recuerde, consulte siempre con su médico antes de comenzar cualquier nueva rutina de ejercicios, especialmente si tiene problemas de salud subyacentes.

Ejercicios para el núcleo inspirados en Pilates

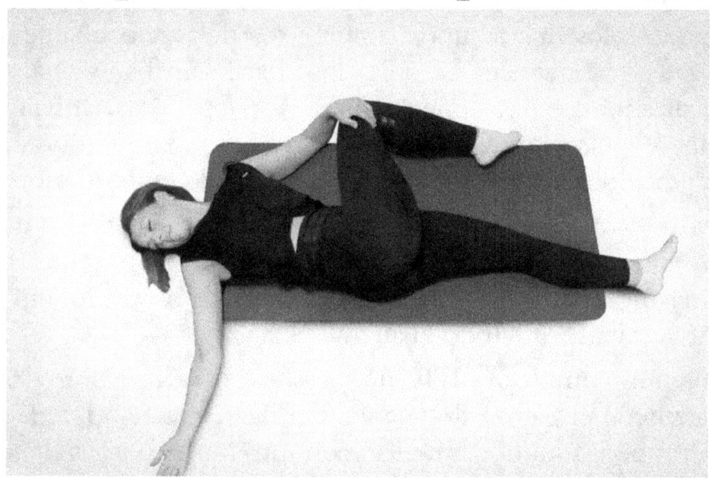

El pilates, un régimen de fitness que se centra en la integración de la mente y el cuerpo, ha cosechado importantes elogios debido a su capacidad para potenciar la fuerza del núcleo y, al mismo tiempo, mejorar la flexibilidad y el equilibrio. Estos ejercicios pueden parecer desalentadores al principio, pero con paciencia y persistencia, pueden adaptarse a distintos niveles de forma física. Comencemos con algunos ejercicios para el tronco inspirados en Pilates que le ayudarán a construir un núcleo sólido como una roca.

Antes de sumergirnos en los detalles, preparémonos para el éxito. Busque una superficie cómoda y plana para tumbarse, preferiblemente una esterilla de yoga o una alfombra suave. Lleve ropa holgada y transpirable, y tenga cerca una botella de agua para mantenerse hidratado. Recuerde, ¡la seguridad es lo primero!

La preparación

- Empiece acostándose boca arriba con las piernas estiradas y los brazos apoyados a los lados, con las palmas hacia abajo. Asegúrese de que su columna está en posición neutral, manteniendo la curva natural de la parte inferior de la espalda.

- Si tiene problemas lumbares, considere la posibilidad de doblar las rodillas con los pies apoyados en el suelo para mayor apoyo. Esta modificación puede reducir la tensión en la zona lumbar.

- Levante suavemente la cabeza y el cuello del suelo, manteniendo la barbilla ligeramente metida. Esta es la posición inicial para la parte superior de su cuerpo.

La ejecución

1. Levante los brazos unos centímetros del suelo, manteniéndolos rectos. Comience a pulsarlos hacia arriba y hacia abajo, realizando respiraciones rápidas y controladas. Inhale durante cinco pulsaciones con los brazos y exhale durante cinco pulsaciones. Mantenga el núcleo contraído en todo momento.

2. La respiración rítmica es crucial para El cien. Ayuda a oxigenar su cuerpo y a implicar eficazmente sus músculos centrales. Imagínese llenando sus pulmones de aire como un globo al inhalar y exprimiendo el aire al exhalar.

3. Intente completar 100 pulsaciones con los brazos mientras mantiene el patrón de respiración. Este ejercicio puede llevar un tiempo, así que comience con un número más bajo y vaya subiendo poco a poco.

Puntos clave

- El cien se dirige principalmente a sus músculos abdominales. Asegúrese de trabajarlos durante todo el ejercicio para maximizar su eficacia.

- Mantenga un ritmo constante y controlado con las pulsaciones de los brazos y la respiración. Apresurarse en el ejercicio puede conducir a una forma inadecuada.

- Evite forzar el cuello manteniéndolo en línea con la columna vertebral. Si le resulta incómodo, baje brevemente la cabeza y el cuello al suelo.

Errores comunes que debe evitar

- Tenga cuidado de no arquear excesivamente la parte baja de la espalda. Esto puede tensar su columna vertebral. Si siente que esto ocurre, pruebe la versión modificada con las rodillas flexionadas.

- Recuerde que una respiración adecuada es crucial. Contener la respiración puede provocar mareos y reducir la eficacia del ejercicio.

- Mantenga las pulsaciones de los brazos suaves y controladas. Evite sacudir o balancear los brazos, ya que esto puede tensar los hombros y restar eficacia al entrenamiento del núcleo.

- Si es principiante o tiene limitaciones físicas, no tema modificar El cien para adaptarlo a sus necesidades. Trabaje gradualmente hasta llegar al ejercicio completo.

Pasos de progresión

- Aumente el número de pulsaciones de brazo gradualmente. Empiece con 10 y vaya subiendo hasta 100 a medida que vaya ganando fuerza y resistencia.

- Extienda la posición de las piernas: Para añadir más desafío, levante las piernas del suelo, manteniéndolas rectas. Esto compromete sus abdominales inferiores y añade una nueva dimensión al ejercicio.

- Explore las variaciones: Existen numerosas adaptaciones de El cien, como utilizar accesorios como bandas de resistencia o pequeñas pesas de mano para aumentar la resistencia.

Recuerde que su viaje de fitness es personal. Escuche a su cuerpo y, si experimenta algún dolor o molestia, consulte a un profesional sanitario antes de continuar. El cien pueden ser una herramienta poderosa en su búsqueda de un núcleo más fuerte, pero la seguridad y la forma adecuada deben ser siempre lo primero.

Planchas laterales con elevación de piernas

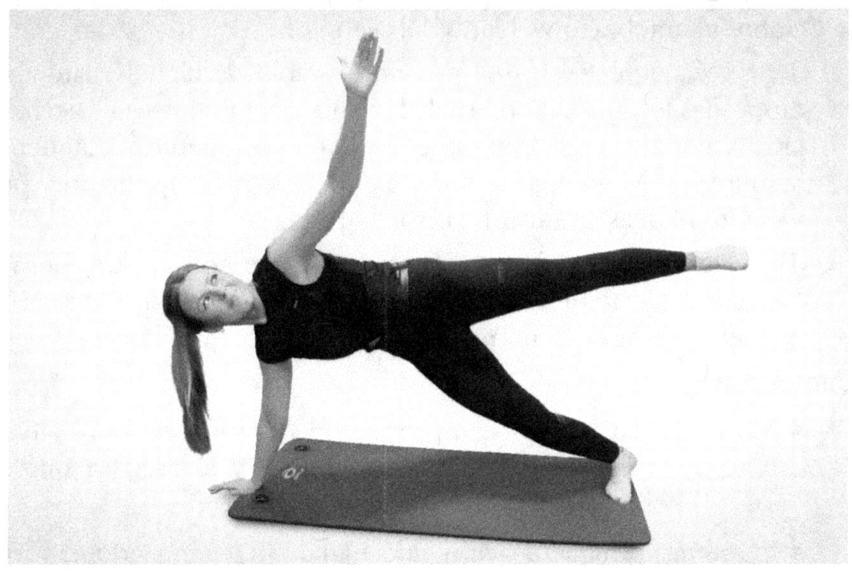

Las planchas laterales con elevación de piernas son su arma secreta, y no son tan intimidantes como puedan parecer. De hecho, son perfectas para las personas mayores que buscan añadir una pizca de emoción a su rutina de ejercicios.

La preparación

- Lo primero es lo primero, preparemos el escenario para el ejercicio de planchas laterales con elevación de piernas. Busque una superficie cómoda y plana, preferiblemente una esterilla de yoga o una zona alfombrada, donde pueda estirarse sin resbalarse. Recuerde que la seguridad es nuestra máxima prioridad, así que elija un lugar en el que se sienta seguro.

- Comience acostándose de lado con las piernas completamente extendidas. Su codo debe estar directamente debajo de su hombro, formando un ángulo de 90 grados.

- Coloque la mano superior sobre la cadera o extiéndala hacia el techo para mayor estabilidad y equilibrio.

- Active los músculos centrales imaginando que tira del ombligo hacia la columna. Esta es su posición inicial.

La ejecución

1. Levante las caderas del suelo, manteniendo el cuerpo en línea recta desde la cabeza hasta los talones. Debe apoyar su peso sobre el antebrazo y el lado del pie inferior.

2. Una vez que esté en una posición estable de plancha lateral, ¡es hora de levantar la pierna! Levante lentamente la pierna de arriba tan alto como pueda cómodamente mientras mantiene el equilibrio. Mantenga los dedos de los pies apuntando hacia delante para asegurar una forma correcta.

3. Baje de nuevo la pierna hasta encontrarse con la otra, pero sin dejar que toque el suelo. Repita este movimiento de elevación de la pierna durante el número de repeticiones que desee.

Puntos clave

- Mantenga su núcleo comprometido durante todo el ejercicio. Esto ayuda a proteger su zona lumbar y le asegura que está sacando el máximo partido al entrenamiento.

- Mantenga una alineación adecuada. Su cuerpo debe formar una línea recta desde la cabeza hasta los talones mientras se encuentra en la posición de plancha lateral.

- Concéntrese en movimientos controlados. No se apresure en las elevaciones de piernas; en su lugar, realícelas lentamente y con intención.

- Respire. Inhale profundamente por la nariz mientras se prepara y exhale por la boca cuando levante la pierna.

- Escuche a su cuerpo. Si siente dolor o molestias, pare inmediatamente y consulte con un profesional sanitario.

Errores comunes que debe evitar

- Es crucial mantener esa línea recta desde la cabeza hasta los talones. Evite que sus caderas se hundan hacia el suelo.

- Al levantar la pierna, no vaya más allá de su rango de movimiento cómodo. La sobreextensión puede provocar tensiones o lesiones.

- La respiración es una parte esencial de cualquier ejercicio. No contenga la respiración durante las planchas laterales con elevación de piernas; puede provocar mareos y malestar.

- Asegúrese de que su cuerpo está adecuadamente calentado antes de intentar este ejercicio. Los músculos fríos son más propensos a lesionarse.

Pasos de progresión y modificaciones

- Comience con pocas repeticiones y vaya aumentando gradualmente. Apunte de 10 a 15 elevaciones por lado para comenzar.

- Prolongue la duración de la posición de plancha lateral para aumentar la resistencia. Comience con 15 a 20 segundos y progrese a partir de ahí.

- Para añadir resistencia, puede atarse unas pesas en los tobillos mientras realiza las elevaciones de piernas. Comience con pesas ligeras y aumente gradualmente.

- Si mantener la posición de plancha lateral le resulta difícil, utilice una silla resistente o la pared como apoyo hasta que adquiera la fuerza suficiente.

Recuerde, sea paciente consigo mismo y no se desanime si no puede realizar estos ejercicios perfectamente de inmediato. Cada paso cuenta hacia un usted más fuerte y saludable. Siga esforzándose con suavidad y priorice siempre la seguridad sobre la intensidad. ¡Lo ha conseguido!

Giros rusos

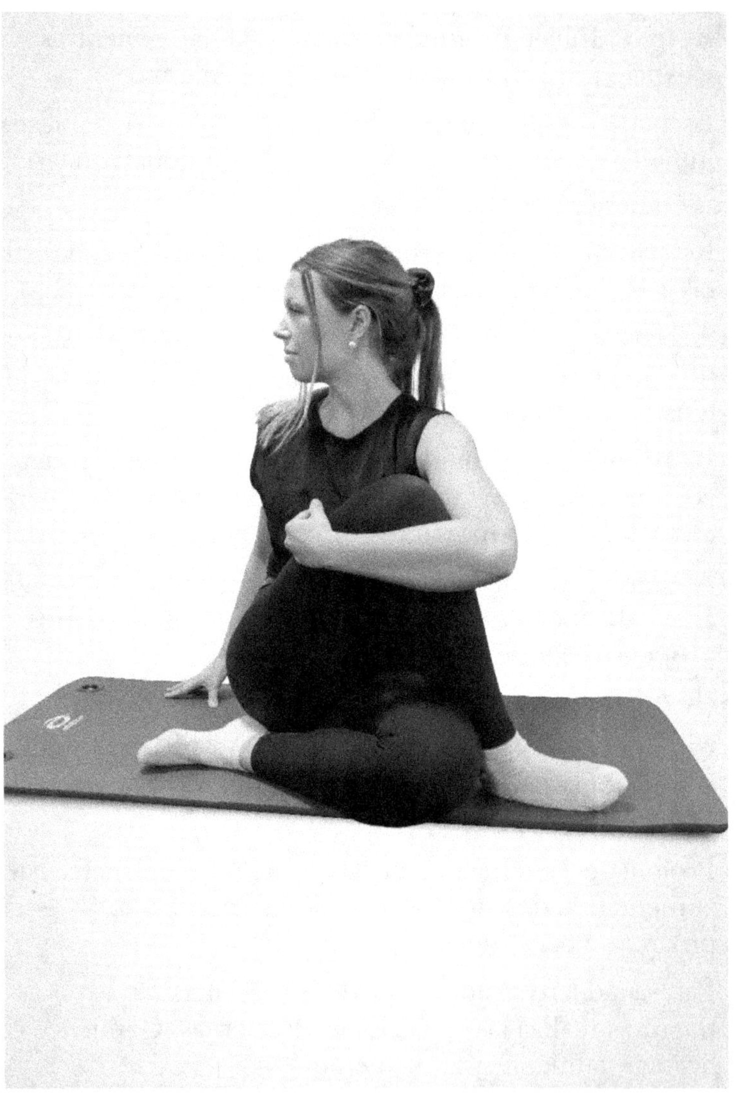

Los giros rusos son como un apretón de manos secreto entre los entusiastas del fitness. No solo ayudan a esculpir su núcleo, sino que también mejoran su equilibrio y su postura. Así que, las personas mayores, ¡prepárense para sentir cómo su núcleo cobra vida como nunca antes!

La preparación

- Comience por elegir un lugar tranquilo y cómodo para practicar sus giros rusos. Puede ser en el salón de su casa, en el jardín o incluso en el gimnasio.

- A continuación, tome una silla robusta o coloque una esterilla de yoga. Esto le proporcionará el apoyo que necesita durante el ejercicio.

La ejecución

1. Comience sentándose en la silla o esterilla con la espalda recta y los hombros relajados. Doble las rodillas y mantenga los pies apoyados en el suelo.

2. Junte las manos delante de usted, con las palmas tocándose.

3. Active los músculos centrales tirando del ombligo hacia la columna. Esto creará una base estable para el ejercicio.

4. Gire lentamente la parte superior de su cuerpo hacia la derecha, manteniendo las caderas cuadradas. Imagine que intenta tocar con el codo derecho el respaldo de la silla o la esterilla.

5. Después de girar hacia la derecha, vuelva al centro con control. Asegúrese de mantener una buena postura durante todo el movimiento.

6. Repita el giro, esta vez hacia el lado izquierdo, con el objetivo de tocar con el codo izquierdo el respaldo de la silla o esterilla.

7. Vuelva a llevar la parte superior del cuerpo a la posición central.

Puntos clave

- Concéntrese en movimientos controlados. No se precipite en los giros; en su lugar, mantenga un ritmo constante y deliberado.

- Recuerde respirar de forma constante. Inhale al volver al centro y exhale al girar.

- Sus pies deben permanecer apoyados en el suelo durante todo el ejercicio para mantener el equilibrio y la estabilidad.

- Siéntese recto y mantenga los hombros relajados. Imagine que una cuerda tira de usted hacia arriba desde la parte superior de la cabeza.

Errores comunes que debe evitar

- Evite girar en exceso la parte superior del cuerpo; esto puede forzar la espalda.

- No se apresure en los giros; esto puede llevar a una pérdida de forma y eficacia.

- Recuerde que debe trabajar continuamente los músculos centrales; son el motor de este ejercicio.

- Mantenga una respiración fluida y natural. Contener la respiración puede provocar mareos.

Pasos de la progresión

- Sujete una mancuerna ligera, una botella de agua o un pequeño objeto doméstico para aumentar la resistencia.

- Levante ligeramente los pies del suelo manteniendo una buena forma. Esto intensifica el ejercicio.

- Aumente gradualmente el número de giros que realiza en cada serie.

- A medida que se sienta más cómodo, puede aumentar ligeramente la velocidad de los giros manteniendo el control.

Modificaciones

- Si la torsión completa le resulta demasiado dura, limite su amplitud de movimiento. Gire solo un poco hacia los lados hasta que adquiera más fuerza.

- Siéntese sobre un cojín o almohada para elevar las caderas y hacer el ejercicio más manejable.

- Mantenga los pies planos, pero doble menos las rodillas para que los giros sean menos intensos.

Recuerde, lo más importante es escuchar a su cuerpo. Si algo no le parece bien o le causa molestias, ajústelo en consecuencia. La seguridad y la comodidad deben ser siempre lo primero.

Así pues, hagamos de los giros rusos sus nuevos compañeros para fortalecer el núcleo. Fortalecer su núcleo no solo mejora sus actividades cotidianas, sino que también le mantiene vibrante y seguro de sí mismo. Feliz torsión, ¡y a mantener ese núcleo fuerte!

Planchas inversas

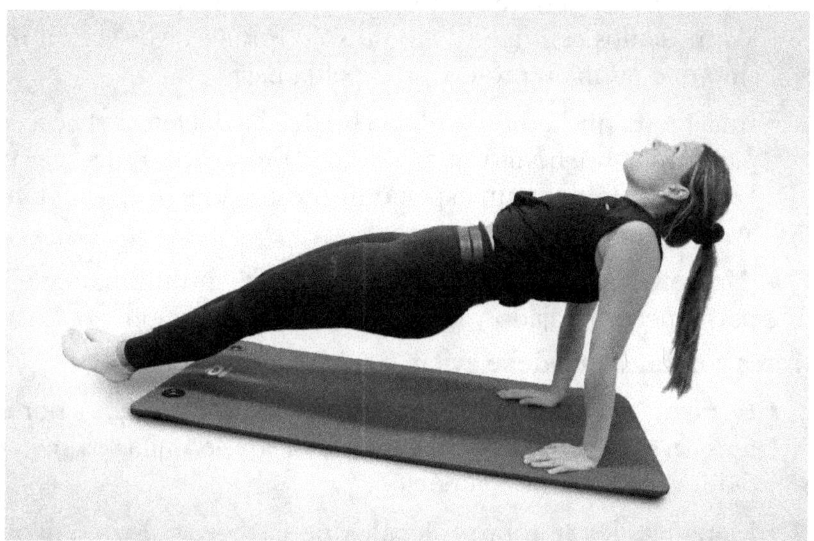

Las planchas invertidas son su boleto para construir una sección media sólida como una roca mientras se divierte un poco en el camino. No se deje intimidar por la palabra "invertido" estamos aquí para guiarle a través de este fantástico ejercicio.

La preparación

Tome una colchoneta cómoda o busque una superficie lisa y antideslizante. Siéntese con las piernas estiradas hacia delante, separadas a la anchura de las caderas. Coloque las manos detrás de las caderas, con los dedos apuntando hacia los pies, y apriételas firmemente contra el suelo. Asegúrese de que los hombros están relajados y el pecho abierto. Mantenga el cuello en posición neutral, mirando hacia delante.

La ejecución

1. Levante las caderas del suelo manteniendo las piernas estiradas.

2. Su cuerpo debe formar una línea recta desde la cabeza hasta los talones.

3. Active los músculos centrales para proporcionar asistencia a la espalda.

4. Imagine que empuja el pecho hacia arriba y ligeramente hacia delante mientras alarga el cuello.

5. Mantenga esta posición durante unas cuantas respiraciones o tanto tiempo como se sienta cómodo.

Puntos clave

- La clave del éxito de la posición de plancha invertida es trabajar los músculos centrales. Esto no solo fortalece su sección media, sino que también protege su espalda baja.

- Imagínese que empuja el pecho hacia delante y hacia arriba para crear un bonito arco en la parte superior de la espalda. Esto no solo tiene un aspecto impresionante, sino que también ayuda a mejorar la postura.

- ¡No olvide respirar! Inhale y exhale profundamente para permanecer relajado y mantener la concentración.

Errores comunes que debe evitar

- El error más común es no trabajar el núcleo. Esto pone una tensión innecesaria en su espalda baja y le quita los beneficios del fortalecimiento del núcleo.

- Mantenga los hombros alejados de las orejas. Evite encorvarse o dejar caer los hombros para evitar la tensión en los hombros.

- Mantenga una posición neutral del cuello. Evite mirar excesivamente hacia arriba o hacia abajo, ya que esto puede tensar el cuello.

Pasos de la progresión

- Comience con presas cortas, quizá de 10 a 15 segundos, y aumente gradualmente la duración a medida que mejore su fuerza.

- Una vez que se sienta cómodo con la posición básica de plancha invertida, desafíese levantando una pierna cada vez mientras mantiene la posición de plancha.

- Suba un peldaño más haciendo la transición a una plancha inversa con una sola pierna. Levante una pierna y manténgala estirada durante unos segundos antes de cambiar a la otra.

- Para un reto adicional, intente colocar los pies sobre una superficie elevada como un escalón o un banco robusto. Esto aumenta el rango de movimiento e intensifica el entrenamiento.

Bird-Dog con desafíos de estabilidad

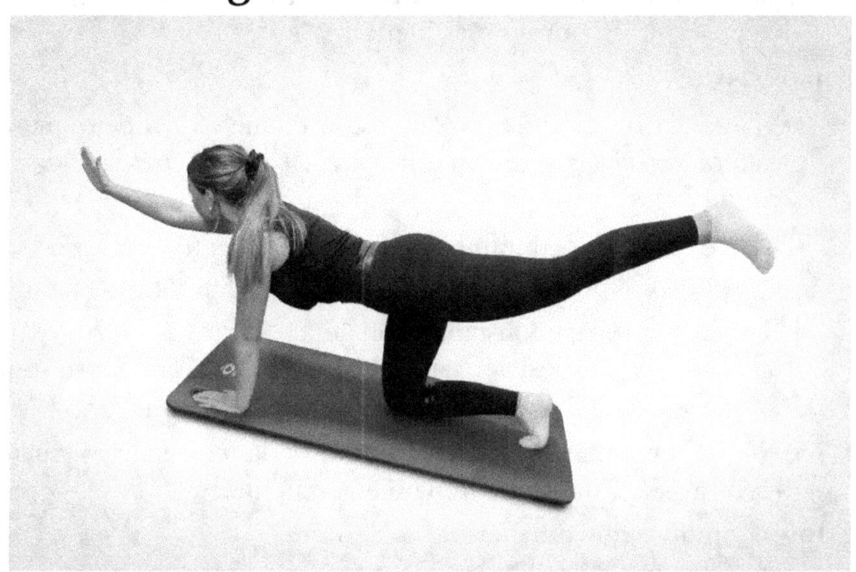

En esta emocionante parte de nuestro viaje, ¡nos sumergimos en el fantástico mundo del Bird-Dog con los ejercicios de los desafíos de estabilidad! Estos movimientos son como los ingredientes secretos para hornear un pastel: son los bloques de construcción para un núcleo más fuerte que le dejará sintiéndose más robusto y enérgico que nunca.

La preparación

Para comenzar, busque un lugar cómodo en el suelo o una esterilla de yoga. Póngase en cuatro, con las manos directamente bajo los hombros y las rodillas bajo las caderas. Active el núcleo tirando del ombligo hacia la columna. Ahora, asegúrese de que su cuello y columna están en una posición agradable y neutral. ¡Ya está todo preparado y listo para volar!

La Ejecución

1. Extienda el brazo derecho hacia delante y la pierna izquierda hacia atrás al mismo tiempo. Imagine que está alcanzando algo sabroso delante de usted y algo divertido que perseguir detrás de usted.

2. Mantenga esa posición durante unos segundos y, a continuación, baje suavemente el brazo y la pierna hasta la posición inicial.

3. Ahora, cambie al brazo izquierdo y la pierna derecha.

4. Siga alternando como si estuviera bailando su melodía favorita. Haga de 10 a 15 repeticiones por cada lado y estará en camino de conseguir un núcleo más fuerte.

Puntos clave

- Mantenga las caderas niveladas con el suelo. No deje que una cadera se eleve más que la otra, ¡se trata de igualdad de condiciones!

- Active su núcleo durante todo el movimiento. Imagínese que está subiendo la cremallera de un pantalón ajustado.

- Respire de forma constante. Inhale al estirar los brazos, exhale al volver a la posición inicial. La respiración es su poder secreto.

- No se precipite. Aquí la lentitud y la constancia ganan la carrera. Haga que cada movimiento cuente.

Errores comunes que debe evitar

- Evite inclinarse hacia un lado cuando extienda el brazo y la pierna. Se trata de mantener el equilibrio, ¡no de hacer un remolino!

- Mantenga la espalda bien plana. No la arquee como un gato estirándose después de una siesta.

- Mantenga la cabeza alineada con la columna vertebral. No hay necesidad de mirar al techo o al suelo, todo sucede justo delante de usted.

Pasos de la progresión

Puede aumentar el desafío utilizando una pelota de estabilidad o un rodillo de espuma. Coloque la pelota o el rodillo bajo el brazo y la pierna extendidos. Esto añade un elemento de bamboleo que realmente encenderá esos músculos centrales.

Modificaciones

Si está empezando o tiene algunas limitaciones físicas, ¡no se preocupe! Puede modificar este ejercicio para adaptarlo a sus necesidades. En lugar de extender completamente el brazo y la pierna, intente levantarlos solo unos centímetros del suelo. ¡Es como el Bird-Dog en versión ligera! Seguirá sintiendo los beneficios sin el desafío completo.

Si tiene algún problema o afección de salud preexistente, es una buena idea consultar con un profesional sanitario o un experto en fitness antes de sumergirse en ejercicios avanzados. ¡Su seguridad y bienestar son nuestras principales prioridades!

Capítulo 9: Haga del ejercicio del núcleo su estilo de vida

¿Está cansado de las mismas rutinas de fitness de siempre que parecen más tareas que actividades placenteras? Bueno, es hora de sacudir las cosas y hacer del ejercicio del núcleo una parte vibrante de su estilo de vida. Olvídese de esas interminables horas en la cinta de correr o de las monótonas repeticiones en el gimnasio. El ejercicio de los músculos centrales es algo más que conseguir un paquete de seis; se trata de mejorar su salud general, su postura y su fuerza mientras se divierte por el camino.

Fuerza para toda la vida: Cuando ejercita su núcleo con regularidad, está construyendo una base fuerte para todo su cuerpo. No se trata sólo de conseguir unos abdominales de infarto; se trata de tener la fuerza para levantar a sus hijos, llevar la compra o incluso prevenir el dolor de espalda a medida que envejece. La fuerza del núcleo es su billete para toda una vida de resistencia física.

Postura sin esfuerzo: ¿Encorvarse? ¡Dígale adiós! Un núcleo fuerte le impulsa de forma natural hacia una buena postura. Se acabó encorvarse sobre su escritorio o sentirse como el jorobado de Notre Dame. Con un núcleo fuerte, se mantendrá erguido y orgulloso, irradiando confianza.

Prevención de lesiones: ¿Alguna vez se ha torcido el tobillo o se ha hecho daño en la espalda realizando tareas mundanas? Un núcleo estable actúa como la armadura de su cuerpo. Le protege de esas molestas lesiones cotidianas proporcionándole estabilidad y equilibrio.

Usted se vuelve menos propenso a los accidentes y más ágil en sus movimientos.

Envejecer con gracia: Todos queremos envejecer como un buen vino, ¿verdad? Un compromiso constante del núcleo le ayuda a mantener la movilidad a medida que pasan los años. Olvídese de arrastrar los pies; bailará hasta sus años dorados.

Metabolismo acelerado: ¿Quiere acelerar su metabolismo sin recurrir a suplementos cuestionables? ¡Un núcleo fuerte hace precisamente eso! Mantiene su motor interno funcionando sin problemas, ayudándole a quemar más calorías incluso en reposo. Es como tener un horno quemagrasas perpetuo en su interior.

Confianza sólida como una roca: La confianza no se trata solo de cómo se ve; se trata de cómo se siente. Cuando es fuerte en su núcleo, irradia confianza. Se sentirá más seguro de sí mismo en situaciones sociales, en el trabajo e incluso cuando afronte nuevos retos.

Vida sin dolor: ¿Cansado de esos molestos dolores y molestias? Fortalecer su núcleo a menudo puede aliviar o incluso eliminar el dolor crónico, especialmente en la zona lumbar. Diga adiós a ese dolor constante y hola a una vida sin dolor.

Mejora del rendimiento deportivo: Tanto si es un guerrero de fin de semana como un atleta experimentado, un núcleo fuerte es su arma secreta. Mejora su equilibrio, potencia y agilidad, dándole ventaja en sus deportes y actividades favoritas.

Mejor digestión: Lo crea o no, un núcleo sano puede ayudar a la digestión. Sostiene sus órganos y les ayuda a funcionar de forma óptima. Despídase de la hinchazón y la indigestión.

Fuerza mental: La disciplina necesaria para un trabajo constante del núcleo se extiende a otras áreas de su vida. Se encontrará más centrado, decidido y preparado para conquistar retos.

Entonces, ¿cómo puede convertir el ejercicio de los músculos centrales en un estilo de vida? Empiece poco a poco y vaya aumentando gradualmente. Incorpore los ejercicios para el núcleo a su rutina diaria. Incluso unos pocos minutos al día pueden marcar una gran diferencia con el tiempo. No necesita equipos sofisticados; los ejercicios con el peso del cuerpo como las planchas, las elevaciones de piernas y los giros rusos pueden hacer maravillas.

La constancia es la clave

La constancia es absolutamente crucial cuando se trata de hacer del ejercicio del núcleo un estilo de vida. Imagíneselo así: del mismo modo que no se saltaría el cepillado de los dientes, no debería dejar de ejercitar su núcleo. Tiene que convertirse en algo tan innegociable como su rutina dental diaria. La buena noticia es que no tiene que recurrir a entrenamientos tediosos que le parezcan una tarea. Hay un montón de actividades agradables que pueden ayudarle a fortalecer su núcleo mientras se divierte.

Una opción fantástica es el yoga. La serena fluidez del yoga no solo le ayuda a encontrar la paz interior, sino que también ejercita los músculos centrales de forma sutil pero eficaz. Se trata de una práctica holística que combina estiramientos, equilibrio y atención plena, lo que la convierte en una opción ideal para quienes desean hacer del compromiso del núcleo una parte habitual de su vida. Además, hay multitud de estilos de yoga entre los que elegir, por lo que podrá encontrar el que mejor se adapte a sus preferencias.

El pilates es otro camino apasionante para fortalecer el núcleo. Este método de ejercicio de bajo impacto se centra en la precisión y el control de los movimientos, todos ellos dirigidos a los músculos centrales. Los entrenamientos de pilates pueden variar en intensidad, lo que los hace adecuados para personas de todos los niveles de forma física. ¿Y lo mejor? Nunca resulta aburrido, gracias a la variada gama de ejercicios y equipos disponibles, desde rutinas basadas en colchonetas hasta máquinas reformadoras.

Si es usted una persona a la que le encanta bailar, ¡está de suerte! Bailar no es solo una forma de expresarse; también es un fantástico entrenamiento del núcleo disfrazado. Tanto si le gusta la salsa, el hip-hop o los bailes de salón, descubrirá que al moverse al ritmo se ejercitan los músculos del núcleo de forma natural. Es una forma estupenda de hacer que su corazón bombee mientras se divierte en la pista de baile. Así que, ¿por qué no se apunta a una clase de baile o simplemente pone su música favorita y se suelta en casa?

Para garantizar la constancia en su jornada de ejercicios de núcleo, considere la posibilidad de conseguir un compañero de entrenamiento o de contratar a un entrenador personal. Tener un compañero de entrenamiento puede convertir sus ejercicios de núcleo en eventos sociales. Añade un elemento de responsabilidad y motivación a su rutina. Es menos probable que se salte una sesión cuando sabe que alguien cuenta con usted. Además, es una forma fantástica de estrechar lazos con un amigo o familiar mientras trabajan juntos para alcanzar sus objetivos de forma física.

Si prefiere un enfoque más personalizado, un entrenador certificado puede ser su guía. Pueden crear un plan de entrenamiento del núcleo personalizado y adaptado a sus necesidades y objetivos específicos. Un entrenador también proporciona orientación experta, asegurándose de que realiza los ejercicios de forma correcta y segura. Su experiencia puede ayudarle a evitar errores comunes que pueden provocar lesiones o dificultar su progreso.

Ahora, hablemos de un aspecto esencial del ejercicio del núcleo: escuchar a su cuerpo. Si bien la constancia es clave, es igualmente importante reconocer cuándo su cuerpo necesita un descanso o cuándo algo no le sienta del todo bien. El dolor durante un ejercicio es una señal de alarma que nunca debe ignorarse. Si experimenta dolor, deténgase inmediatamente y busque la orientación de un profesional del fitness.

Recuerde que la seguridad debe ser siempre su máxima prioridad. Insistir a pesar del dolor puede provocar lesiones que le hagan retroceder en su camino hacia el fitness. En su lugar, consulte con un experto en fitness que pueda evaluar su forma, sugerirle modificaciones o recomendarle ejercicios alternativos que sean más seguros para su cuerpo. Su salud y bienestar a largo plazo dependen de que se cuide durante sus ejercicios de núcleo.

Establecer un horario

La vida es ajetreada y, a veces, ser constante con los ejercicios para el núcleo puede ser un verdadero reto. Pero si quiere hacer de los ejercicios para los músculos centrales una parte natural de su rutina diaria, *la constancia es su billete de oro.* Piense que establecer un horario es como sentar las bases de un estilo de vida fuerte y saludable. Es como plantar las semillas que crecerán hasta convertirse en un robusto árbol de fuerza en el núcleo. Un horario proporciona estructura y convierte el ejercicio de una tarea ocasional en un hábito que se pega.

Imagínese que se despierta cada mañana con un plan claro en la mente sobre cuándo y cómo va a ejercitar los músculos centrales. Se convierte en algo tan automático como cepillarse los dientes o tomarse el café de la mañana. Así que vamos a sumergirnos en algunas estrategias prácticas para que establecer y cumplir su programa de ejercicios para los músculos centrales sea pan comido.

Comience por poco, crezca con paso firme

Intentar revolucionar toda su rutina diaria de golpe es una receta para el agotamiento y la frustración. En su lugar, adopte un enfoque más mesurado comenzando con pequeños pasos manejables. Dedique solo unos minutos al día a realizar ejercicios para el núcleo, y amplíe progresivamente esta duración a medida que su fuerza y resistencia muestren signos de mejora. En las etapas iniciales, dé prioridad a la constancia sobre la intensidad.

Embarcarse en un viaje de superación personal requiere un enfoque paciente y sostenible. Comenzando poco a poco y creciendo de forma constante, se estará preparando para el éxito, permitiendo que su cuerpo y su mente se adapten y prosperen con el tiempo. Este método incremental garantiza que no se abrume, aumentando la probabilidad de adherencia a largo plazo a sus objetivos de forma física. Recuerde que el paso lento y constante de la tortuga acabó ganando la carrera, y su camino hacia un estilo de vida más saludable puede seguir el mismo principio.

Encuentre sus horas doradas

Un paso esencial para alcanzar sus objetivos de forma física es señalar los momentos concretos del día en los que su energía y motivación están en su punto álgido. ¿Son las primeras horas de la mañana, cuando el mundo aún se está despertando? Tal vez sea durante su pausa del mediodía, cuando tiene un momento para refrescarse y recargarse. Otra posibilidad es que descubra que su fuego interior arde con más intensidad en las tranquilas horas de la tarde. Sean cuales sean sus horas doradas, reconocerlas y aprovecharlas es crucial para mantener una rutina de ejercicio constante que produzca resultados duraderos.

Adaptar su programa de ejercicio básico para que coincida con sus horas de máximo rendimiento personal puede suponer una gran diferencia en su camino hacia la forma física. He aquí cómo funciona:

- Energizantes matutinos: Si es una persona madrugadora, aproveche el día programando sus entrenamientos durante las primeras horas. El ejercicio matutino puede poner en marcha su metabolismo, mejorar su estado de ánimo y proporcionarle una sensación de logro que establezca un tono positivo para el resto del día.

- Reactivación del mediodía: Si su motivación tiende a aumentar durante la pausa del almuerzo, considere la posibilidad de designar este momento para hacer ejercicio. Es una forma estupenda de interrumpir la jornada laboral, aliviar el estrés y asegurarse de que mantiene la energía y la concentración para las tareas de la tarde que tiene por delante.

- Guerreros nocturnos: Para los que cobran vida por la tarde, los entrenamientos nocturnos pueden ser la forma perfecta de relajarse, liberar la energía acumulada y descomprimirse después de un día ajetreado. Solo tenga cuidado de no hacer ejercicio demasiado cerca de la hora de acostarse, ya que puede interferir con su sueño.

Compromiso con el calendario

Cuando se trata de asegurarse de que su rutina de ejercicio se mantiene en el buen camino, una estrategia poderosa es integrarla perfectamente en su horario diario. Para hacerlo de forma eficaz, saque su calendario, ya sea una aplicación digital en su teléfono o una agenda física, y asigne franjas horarias específicas para sus sesiones de entrenamiento del núcleo. Trate estas citas con el mismo nivel de compromiso e importancia con el que trataría cualquier otro acontecimiento crucial de su vida, ya sea una reunión de trabajo, una cita con el médico o una reserva para cenar.

Al marcar visualmente estas franjas horarias dedicadas en su calendario, consigue dos cosas

significativas. En primer lugar, se envía a sí mismo un mensaje claro de que su salud y su forma física son prioridades no negociables en su vida. En segundo lugar, sirve como recordatorio constante y visual de su compromiso con su rutina de ejercicios básicos, lo que hace menos probable que se olvide o lo deje para más tarde.

Mézclese

Adoptar la variedad en su régimen de fitness puede realmente transformar su rutina de ejercicios para el núcleo en un esfuerzo dinámico y emocionante. El viejo adagio, "la variedad es la sal de la vida", no podría ser más acertado cuando se trata de esculpir sus músculos centrales y lograr resultados duraderos de fitness. Infundiendo a sus entrenamientos una variedad de ejercicios, como planchas, elevaciones de piernas y abdominales en bicicleta, puede elevar su entrenamiento del núcleo a un nivel completamente nuevo.

Lo bueno de incorporar una mezcla de ejercicios es que inyecta una sensación de novedad y emoción a sus entrenamientos. Esto, a su vez, sirve como un poderoso antídoto contra el aburrimiento, un némesis común que puede frustrar su progreso de fitness. Cuando desafía constantemente a su cuerpo con diferentes movimientos, no solo evita la monotonía, sino que mantiene su mente comprometida y motivada a lo largo de su viaje de puesta en forma.

Sistema de amigos

Emprender un viaje de fitness se convierte en un esfuerzo más agradable y productivo cuando se implica en el proceso a un amigo íntimo o a un familiar. Este dúo dinámico, conocido como el "sistema de compañeros", ofrece una plétora de beneficios que van más allá de simplemente sudar juntos. Este enfoque del fitness es una poderosa sinergia de camaradería, motivación mutua y responsabilidad.

Ante todo, tener un compañero de entrenamiento transforma las rutinas de ejercicio en experiencias memorables y divertidas. Las risas compartidas, los ánimos y la competición amistosa crean una atmósfera atractiva que ayuda a combatir la monotonía de los entrenamientos repetitivos. Esos momentos de alegría y los logros compartidos pueden convertir cada sesión en algo que se espera con impaciencia, lo que hace más fácil mantenerse constante y comprometido con sus objetivos de forma física.

Recompénsese

Aprovechar el poder del refuerzo positivo puede cambiar las reglas del juego cuando se trata de cultivar un hábito constante de ejercicio para el núcleo. Es esencial reconocer y celebrar sus logros, por pequeños que parezcan. Después de completar con éxito una sesión de ejercicio planificada, considere la posibilidad de darse un capricho bien merecido que no solo sirva como palmadita motivacional en la espalda, sino que también añada un elemento de alegría a su viaje de puesta en forma. He aquí algunas ideas deliciosas que le ayudarán a recompensarse y a mantener la motivación fluyendo:

- Delicia de batido repleto de nutrientes: Prepare un delicioso y nutritivo batido repleto de sus frutas y verduras favoritas y una cucharada de proteína en polvo. Este delicioso brebaje no solo repone su energía, sino que también ayuda a la recuperación muscular.

- Experiencia de baño mimadora: Regálese un baño rejuvenecedor lleno de sales de Epsom y aceites esenciales aromáticos. Este relajante baño no solo relaja sus músculos cansados, sino que también le proporciona un momento sereno para desconectar y reflexionar sobre su progreso físico.

- Escapada de entretenimiento: Sumérjase en el mundo del entretenimiento viendo su programa de televisión, película o serie favorita de todos los tiempos. Esto no solo le proporciona un merecido descanso, sino que también le mantiene motivado, ya que espera con impaciencia su próxima sesión de visualización como recompensa.

Sea flexible

En el paisaje siempre cambiante de la vida, es crucial adoptar el concepto de flexibilidad. Los giros inesperados son inevitables, y su agenda meticulosamente planificada puede requerir ocasionalmente ajustes. Esto no solo es aceptable, sino a menudo necesario para mantener una rutina saludable y sostenible. Lo esencial es no abandonar del todo sus hábitos. Cuando se encuentre con una interrupción, véala como una oportunidad para adaptarse y recalibrar.

Si por casualidad falta a una sesión programada, en lugar de reprenderse, opte por un enfoque más constructivo. Reprograme la actividad perdida para una hora o un día posterior, dándose la oportunidad de compensarla. Recuerde que incluso las personas más dedicadas encuentran contratiempos en sus rutinas, así que no hay necesidad de ser excesivamente crítico.

Siga sus progresos

Una de las claves del éxito de una rutina de ejercicios para el núcleo es realizar un seguimiento diligente de sus progresos. Puede hacerlo manteniendo un diario dedicado a su viaje de fitness o utilizando una aplicación de fitness adaptada a sus necesidades. Llevar un registro de sus sesiones de ejercicios para el núcleo no es simplemente una tarea mundana; es una herramienta poderosa que puede alimentar su motivación y aumentar su compromiso para alcanzar sus objetivos de fitness.

Imagine su diario o aplicación de fitness como un jardín virtual en el que planta cuidadosamente las semillas de sus esfuerzos durante cada sesión de ejercicios de núcleo. Cada entrada representa una semilla, y a medida que las riegue y las nutra con su dedicación, pronto será testigo del notable crecimiento de su fuerza y resistencia. Es como ver crecer cada día un árbol que usted ha plantado, un testimonio tangible y asombroso de su duro trabajo y dedicación.

Recordatorios visuales

En la búsqueda de mantener un compromiso firme con su régimen de ejercicios de núcleo, puede ser inmensamente beneficioso incorporar recordatorios visuales estratégicamente dentro de su espacio vital. Estas señales visuales no solo sirven como fuente constante de motivación, sino que también desempeñan un papel fundamental a la hora de mantener sus objetivos de fitness en el primer plano de su rutina diaria.

Las notas adhesivas son una herramienta sencilla pero muy eficaz para mantener sus objetivos de ejercicio en el núcleo. Considere la posibilidad de colocar notas adhesivas de colores en lugares destacados de su casa, como el espejo del baño, la puerta de la nevera o su lugar de trabajo. Escriba breves mensajes motivadores u objetivos específicos de ejercicio para mantenerse centrado y motivado a lo largo del día.

Rodearse de citas motivadoras puede proporcionarle una dosis diaria de ánimo. Seleccione citas inspiradoras que resuenen con sus aspiraciones de mantenerse en forma y cree expositores visualmente atractivos. Enmárquelas o utilice caligrafía decorativa para que resulten visualmente llamativas y colóquelas en zonas en las que pase mucho tiempo, como su dormitorio o la cocina.

Celebrar los hitos

Establecer hitos es un aspecto esencial de cualquier viaje hacia la superación personal y el éxito. Estos puntos de control sirven de guía, le ayudan a mantenerse en el buen camino y a medir sus progresos. Sin embargo, alcanzar estos hitos no consiste solo en llegar al destino, sino también en disfrutar del propio viaje. Al reconocer sus logros, ya sean grandes o pequeños, puede infundir a su camino motivación, dedicación y una sensación de plenitud.

Imagine que está en un viaje de fitness. Se ha comprometido a hacer ejercicio con regularidad y hoy ha conseguido mantener una posición de plancha desafiante durante 10 segundos más. Puede que no parezca un logro monumental, pero es un paso adelante digno de mención en sus objetivos de fitness. Al celebrar este logro, está reforzando su compromiso con su bienestar.

Del mismo modo, en diversos aspectos de la vida, puede fijarse objetivos como completar un determinado número de repeticiones en el trabajo, en sus estudios o en sus proyectos personales. Estas metas son como peldaños que le conducen hacia sus objetivos finales. Reconocer y celebrar sus progresos a lo largo del camino puede tener un profundo impacto en su mentalidad y su motivación.

Celebrar los hitos no significa necesariamente dar una gran fiesta por cada logro. Puede ser tan sencillo como darse una palmadita en la espalda, darse un pequeño capricho o compartir su éxito con un amigo o familiar. La clave está en reconocer el esfuerzo y la dedicación que ha puesto en ello y utilizar estos momentos de celebración como combustible para seguir avanzando.

El poder de los diarios de ejercicio

Los diarios de ejercicio son como su diario personal de fitness. Le ayudan a realizar un seguimiento de sus progresos, fijar objetivos y rendir cuentas. Piense en ellos como su mejor amigo para hacer ejercicio. A continuación le explicamos cómo sacarles el máximo partido:

Anote sus entrenamientos: Lo primero es lo primero, coja su diario de ejercicios y anote sus ejercicios de núcleo. Anote el número de repeticiones que hizo y cuánto tiempo sudó durante cada sesión. Este simple acto de anotar sus esfuerzos crea un registro visual de su dedicación. Es como un choca esos cinco de su yo del pasado, que le recuerda que debe seguir adelante y mantenerse en el buen camino.

Establecer objetivos realistas: Hablemos ahora de objetivos. Su diario de ejercicios es el lugar perfecto para establecer y hacer un seguimiento de sus aspiraciones de puesta en forma. Estos objetivos deben ser como peldaños, no montañas imponentes. Ya se trate de aumentar 10 segundos más su resistencia para mantener las tablas o de empujarse a hacer unos cuantos abdominales más cada día, estos mini hitos mantendrán encendido el fuego de la inspiración.

Planificar con antelación: No planificar es planificar para fracasar, dicen, y no podría ser más cierto en el mundo del ejercicio del núcleo. Utilice su diario de ejercicios para trazar su viaje de puesta en forma. Programe sus ejercicios de núcleo con antelación, como haría con cualquier otra cita importante. Sea específico con sus horarios. Cuando tiene una hora fija para hacer ejercicio, se convierte en un compromiso, no solo en una idea flotando en su mente. Esto hace que sea más difícil saltarse una sesión porque, oiga, usted no faltaría a una reunión con su jefe, ¿verdad?

Pero espere, ¡hay más en la magia de los diarios de ejercicio!

Aumentan su responsabilidad: Imagine tener un compañero de ejercicio que nunca le permita saltarse una sesión. Eso es lo que un diario de ejercicios hace por usted. Le obliga a rendir cuentas. Cuando ve esos espacios vacíos en su agenda, es un empujón, un suave recordatorio de que tiene una cita con su esterilla o sus pesas. Es como tener un entrenador personal y un orador motivacional todo en uno.

Muestran patrones: A medida que vaya rellenando su diario de ejercicio con el tiempo, comenzará a notar patrones. Tal vez esté más motivado para hacer ejercicio por las mañanas o los fines de semana. Tal vez note un bajón en su entusiasmo durante las semanas estresantes. Estas percepciones le ayudarán a adaptar su rutina de ejercicio a su ritmo único, asegurándole que se mantiene comprometido y constante.

Generan confianza: ¿Recuerda la primera vez que aguantó con éxito una tabla durante 30 segundos o completó una serie de ejercicios desafiantes? Esos momentos son oro, y su diario de ejercicios los captura todos. Ojear esas páginas llenas de sus logros puede ser una enorme inyección de confianza. Es como tener un diario de sus momentos de superhéroe, que le recuerda que es capaz de hazañas increíbles.

Son una fuente de inspiración: En los días en los que la motivación parece haberse tomado unas vacaciones, su diario de ejercicios se convierte en su fuente de inspiración. Es un registro tangible de sus progresos, un testimonio de su duro trabajo. Siempre que le asalten las dudas, un rápido vistazo a sus logros pasados puede volver a encender la chispa de determinación que lleva dentro.

Fomentan la disciplina: Rellenar constantemente su diario de ejercicios requiere disciplina. Inculca un sentido del orden en su rutina de ejercicio, ayudándole a mantenerse centrado en sus objetivos. Al igual que cepillarse los dientes o tomarse el café de la mañana, se convierte en una parte no negociable de su vida diaria.

Le mantienen comprometido: La vida puede ser ajetreada y las distracciones están por todas partes. Pero su diario de ejercicios le sirve de recordatorio constante de su compromiso con una persona más sana. Cuando tenga ganas de flojear, le susurrará: "¡Lo tienes!" y le empujará a seguir adelante.

Recordatorios del smartphone: Su compañero de entrenamiento

En el vertiginoso mundo digital de hoy en día, en el que nuestros smartphones son prácticamente una extensión de nuestras manos, ha llegado el momento de aprovechar el poder de estas maravillas de bolsillo para hacer del ejercicio del núcleo una parte integral de su estilo de vida diario. Diga adiós a los recordatorios mundanos y hola a una rutina de fitness atractiva y eficaz con estos consejos sobre cómo utilizar los recordatorios de los smartphones en su beneficio:

Establezca alarmas diarias: Empecemos por lo básico. El primer paso para hacer del ejercicio de núcleo un estilo de vida es programar alarmas o notificaciones diarias en su teléfono inteligente. Piense en estas alarmas como en su conserje personal de fitness, siempre dispuesto a recordarle que se ponga en movimiento. Tanto si prefiere un suave recordatorio matutino para arrancar el día como un empujoncito a mediodía para romper su rutina laboral, su teléfono puede ser su fiable compañero de ejercicios. La constancia es vital, y estas alarmas diarias garantizarán que sus ejercicios de núcleo se conviertan en una parte no negociable de su rutina.

Personalice sus alertas: Ahora, añadamos un poco de estilo a esos recordatorios. La personalización es un poderoso motivador, así que ¿por qué no personalizar sus alertas con mensajes motivadores? En lugar de un simple "Hora de su entrenamiento", pruebe con algo como "¡Hora de trabajar esos abdominales!". Puede parecer simple, pero estas palabras pueden transformar un recordatorio mundano en una minicharla de ánimo. Su smartphone puede convertirse en su propia animadora, empujándole a dar lo mejor de sí mismo en cada sesión de ejercicios de núcleo. Así que adelante, sea creativo y haga que esos recordatorios resuenen en su viaje hacia el fitness.

Sincronice con su calendario: La eficiencia es fundamental cuando se trata de equilibrar nuestras ajetreadas vidas con los objetivos de fitness. Para asegurarse de que sus ejercicios de núcleo encajan perfectamente en su rutina diaria, integre su programa de ejercicios con su calendario digital. Al sincronizar sus entrenamientos con sus citas, reuniones y otros compromisos, puede dar prioridad a su forma física sin el riesgo de hacer una doble reserva o perderse una sesión. Este enfoque inteligente le permite planificar su día en torno a su rutina básica, haciendo que sea más fácil que nunca mantener su compromiso con un estilo de vida saludable.

Utilice aplicaciones de fitness: En el vasto mundo de las aplicaciones para teléfonos inteligentes, hay un tesoro de aplicaciones de fitness esperándole. Estas apps no solo ofrecen planes de entrenamiento adaptados a sus objetivos, sino que también proporcionan recordatorios puntuales para mantenerle en el buen camino. Muchas de estas aplicaciones de fitness vienen equipadas con temporizadores incorporados y tutoriales paso a paso para guiarle a través de sus ejercicios de núcleo. Tanto si es un principiante que quiere aprender a hacer ejercicio como si es un experimentado entusiasta del fitness en busca de un nuevo reto, estas aplicaciones le tienen cubierto. Con una gran variedad de opciones a su alcance, puede elegir la que se adapte a sus preferencias y le mantenga comprometido en su viaje de ejercicios para el núcleo.

Comparta sus objetivos: ¿Es usted de los que prosperan con la interacción social y la responsabilidad? Si es así, considere la posibilidad de compartir sus objetivos de entrenamiento y sus progresos en las redes sociales. Su comunidad en línea puede servirle como fuente de motivación y apoyo. Compartir sus logros, por pequeños que sean, no solo celebra su progreso, sino que también inspira a otros en sus viajes de fitness. Al hacer públicos sus objetivos de fitness, crea un sentido de responsabilidad para mantenerse constante y lograr lo que se propone. Además, el aliento y los comentarios de sus amigos y seguidores pueden ser un poderoso impulso para su estilo de vida basado en el ejercicio.

Crear un hábito de ejercicio para el núcleo

Si desea que el ejercicio de los músculos centrales forme parte de su vida diaria, la clave está en convertirlo en un hábito. Los expertos afirman que se tarda unos 21 días en establecer una rutina, así que no se desanime si al principio le resulta difícil. Para ayudarle a perseverar, he aquí algunos consejos que harán del ejercicio del núcleo una parte natural de su estilo de vida.

Comience despacio: El camino hacia un núcleo fuerte comienza con pequeños pasos. En lugar de lanzarse de cabeza a entrenamientos intensos, comience con una rutina manejable. Comience con ejercicios que se ajusten a su nivel de forma física actual. Es mejor comenzar modestamente y aumentar gradualmente la intensidad y la duración a medida que mejore su resistencia. Al hacerlo, evitará el agotamiento y la tentación de abandonar prematuramente.

Encuentre la alegría en el proceso: El ejercicio no tiene por qué ser una tarea. Seleccione ejercicios de núcleo que realmente le aporten alegría. Ya sean los movimientos fluidos del yoga, la precisión del pilates o el ritmo del baile, elegir una actividad que le guste puede marcar la diferencia. Cuando se divierte, es más probable que espere con ganas sus entrenamientos y se mantenga comprometido con su rutina.

Siga su progreso: Llevar un registro de su recorrido en los ejercicios de núcleo es a la vez motivador e instructivo. Cree un diario de ejercicios o utilice una aplicación de fitness para registrar sus entrenamientos, series, repeticiones y cualquier mejora que note. El seguimiento de su progreso le permite ver lo lejos que ha llegado, lo que puede ser un poderoso motivador cuando se enfrente a retos. También le ayuda a identificar las áreas en las que podría necesitar ajustar su rutina para obtener mejores resultados.

Manténgase flexible: Aunque la constancia es crucial, es igualmente importante mantenerse flexible. La vida puede lanzar bolas curvas inesperadas, y puede haber días en los que no pueda ceñirse a su programa de entrenamiento previsto. En lugar de sentirse culpable o desanimada, adáptese a la situación. Incluya una sesión rápida de ejercicios de núcleo cuando tenga un momento libre, o simplemente acepte que algunos días están destinados al descanso. La clave es mantener una perspectiva a largo plazo y no dejar que los contratiempos ocasionales hagan descarrilar su progreso general.

Infórmese: El conocimiento es poder, y comprender los beneficios del ejercicio de los músculos centrales puede ser un factor de motivación. Investigue y aprenda cómo contribuye la fuerza del núcleo a su salud y bienestar general. Cuando aprecie el impacto positivo que tiene en su postura, equilibrio e incluso en sus actividades cotidianas, estará más inclinado a dar prioridad a los ejercicios para los músculos centrales en su vida diaria.

Sea paciente y positivo: Crear un hábito de ejercicios para el núcleo, como cualquier otro hábito, lleva su tiempo. Habrá días en los que no tenga ganas de hacer ejercicio o en los que se encuentre con desafíos. Durante estos momentos, es crucial que sea paciente y mantenga una mentalidad positiva. Recuerde por qué comenzó este viaje en primer lugar, y concéntrese en los beneficios a largo plazo de un núcleo fuerte. Con persistencia y una actitud positiva, puede transformar el ejercicio del núcleo en una parte natural y agradable de su estilo de vida.

Capítulo 10: Historias de éxito y por qué son importantes

En un mundo lleno de interminables distracciones y tentaciones, hacer que el ejercicio de núcleo forme parte de su vida diaria puede sonar como una tarea desalentadora. No se preocupe; en este libro, hemos explorado cómo puede convertir el ejercicio de núcleo en un estilo de vida que no solo sea agradable, sino también increíblemente gratificante.

Comencemos adentrándonos en el fascinante mundo de la motivación. Entender por qué quiere convertir el ejercicio del núcleo en un hábito es el primer paso en este viaje. ¿Se esfuerza por tener un cuerpo más sano, pretende aumentar su confianza o simplemente busca tener más energía para sus actividades diarias? Sea cual sea su motivación, es esencial que la tenga presente, ya que le servirá como fuerza motriz.

Hablemos ahora de la psicología de la motivación. Los seres humanos estamos programados para buscar el placer y evitar el dolor. Por lo tanto, ¡haga que sus ejercicios de núcleo sean placenteros! Encuentre actividades que le gusten de verdad, ya sea bailar, hacer senderismo o practicar un deporte. Cuando se divierta, no lo sentirá como una tarea y será más probable que siga con ello.

Pero aquí está la salsa secreta: la responsabilidad y el poder de la comunidad. Rodearse de personas con ideas afines que compartan sus objetivos de fitness puede cambiar las reglas del juego. Únase a una clase de fitness local, a un grupo en línea o consiga un compañero de entrenamiento. Cuando tiene gente que le anima y espera que se presente, resulta mucho más difícil saltarse esos ejercicios del núcleo.

Hablando de responsabilidad, el seguimiento de sus progresos es vital. Lleve un diario de entrenamiento o utilice una aplicación de fitness para controlar sus logros. Cuando vea que su fuerza y su resistencia mejoran, no solo es gratificante físicamente; también es un tremendo motivador.

Ahora, abordemos el elefante en la habitación: el tiempo. Todos llevamos una vida ajetreada, y puede ser un reto encontrar las horas para dedicarlas al ejercicio. Pero he aquí la buena noticia: ¡no necesita horas! Los ejercicios de núcleo cortos y eficaces pueden ser tan beneficiosos como los largos. Incluso tan solo entre 15 y 20 minutos al día pueden marcar una diferencia significativa con el paso del tiempo.

Incorpore ejercicios para el núcleo a su rutina diaria. Ya esté viendo la televisión, esperando a que se cocine la cena o cepillándose los dientes, aproveche esos momentos para colar algunas planchas, elevaciones de piernas o abdominales en bicicleta. Estos pequeños esfuerzos constantes se suman y se convierten en parte de su estilo de vida.

Recuerde, no se trata de perfección, sino de progreso. No se desanime por los contratiempos o los entrenamientos perdidos. La vida pasa, y eso está bien. Lo esencial es que vuelva al buen camino, paso a paso. La constancia es la clave del éxito a la hora de hacer del ejercicio del núcleo una parte de su estilo de vida.

Al embarcarse en este viaje, experimentará el éxito personal. Se sentirá más fuerte, con más energía y seguro de sí mismo. Este éxito se extenderá a otras áreas de su vida. Descubrirá que es más disciplinado, centrado y resistente a la hora de enfrentarse a los retos. No se trata solo de un vientre plano; se trata de desarrollar una mentalidad de perseverancia y determinación.

Además, su éxito personal inspirará a los demás. Cuando sus amigos, familiares o compañeros de trabajo vean los cambios positivos en usted, sentirán curiosidad y motivación por seguir sus pasos. Su viaje se convierte en un faro de esperanza, que demuestra que cualquiera puede hacer del ejercicio del núcleo un estilo de vida.

Personas reales, como usted, se están liberando de los grilletes del sedentarismo y descubriendo el poder transformador del ejercicio de núcleo. Sus historias resuenan porque reflejan su propio viaje hacia una vida más sana y vibrante.

Conozca a Jane, una ajetreada madre de dos hijos que hace malabarismos con un trabajo a tiempo completo y las responsabilidades familiares. Solía temer sentirse perezosa y cansada todo el tiempo. Un día, decidió incorporar ejercicios de núcleo a su rutina diaria. Al principio fue duro, pero perseveró. Muy pronto, Jane se sintió más fuerte, su postura mejoró y su energía se disparó. No solo estaba más en forma físicamente; su estado de ánimo mejoró y sus niveles de estrés cayeron en picado.

Luego está Mike, un jubilado que pensaba que la edad le tenía acorralado. Su persistente dolor de espalda convertía las tareas cotidianas en un reto. Mike se embarcó en un viaje de ejercicios para el núcleo. De forma lenta pero segura, su dolor remitió y recuperó la agilidad de su juventud. Su nueva fuerza le dio confianza y se encontró retomando aficiones que creía desaparecidas.

Estas historias son como faros que iluminan la increíble transformación que puede producir el ejercicio del núcleo.

El poder del ejercicio del núcleo: Un cambio de vida

Tanto si es un estudiante universitario como un abuelo, los ejercicios para el núcleo pueden ser la piedra angular de su estilo de vida. No se trata solo de conseguir esos abdominales de acero; se trata de revitalizar todo su ser. El viaje comienza abrazando sus luchas iniciales y aprendiendo de ellas.

Imagine su núcleo como el epicentro de la fuerza, la estabilidad y la vitalidad de su cuerpo. Cuando es fuerte, puede conquistar los retos de la vida con gracia y resistencia.

Sumerjámonos en estas increíbles historias de transformación y descubramos los ejercicios clave para el núcleo que pueden marcar la diferencia en su vida.

El viaje de Jane hacia una vitalidad renovada

La historia de transformación de Jane es una con la que todos podemos identificarnos. El ajetreo de la vida diaria la había dejado sintiéndose agotada y desconectada de su propio cuerpo. Pero Jane decidió que se merecía algo mejor.

Comenzó con ejercicios sencillos como las planchas y los giros rusos. Al principio, su núcleo temblaba, pero siguió adelante. Poco a poco, notó un cambio. Su postura mejoró, su dolor de espalda se alivió y su resistencia se disparó. Ya no se desplomaba en su escritorio; se mantenía erguida y segura de sí misma.

Es más, el impacto emocional y mental fue asombroso. La nueva fuerza de Jane le dio una sensación de empoderamiento. Su familia notó su mayor positividad y entusiasmo por la vida. El ejercicio del núcleo se convirtió en su ritual diario, una fuente no solo de fuerza física, sino de resistencia emocional.

El viaje de Mike para desafiar a la edad

La historia de Mike desafía la idea de que la edad es una barrera infranqueable. Su persistente dolor de espalda le había hecho sentirse atrapado en un cuerpo que envejecía. Pero Mike estaba decidido a reescribir esta narrativa.

Con la orientación de un experto en fitness, empezó a incorporar ejercicios como elevaciones de piernas y puentes a su rutina diaria. Al principio, no fue fácil, pero Mike no se rindió. Poco a poco, sintió que su dolor de espalda remitía. Su postura mejoró y recuperó la flexibilidad que creía haber perdido para siempre.

Más que las mejoras físicas, la perspectiva mental de Mike sufrió una transformación completa. Sintió un renovado sentido del propósito y de la confianza. Con cada ejercicio de núcleo, desafiaba las limitaciones de su edad. Empezó a hacer senderismo y a jugar al golf de nuevo, aficiones que casi había abandonado.

Antes y después: Una mirada a la transformación

Para añadir profundidad y autenticidad, he aquí algunas visiones del antes y el después de nuestros héroes de la transformación:

El antes de Jane: "Me sentía agotada y abrumada, sin energía para disfrutar de la vida".

El después de Jane: "Estoy llena de energía, erguida y abrazando cada momento con entusiasmo".

El antes de Mike: "El dolor de espalda me tenía atrapado en una rutina sedentaria, sintiéndome viejo más allá de mis años".

El después de Mike: "Estoy recuperando mi vitalidad, desafiando a la edad y volviendo a disfrutar de mis actividades favoritas".

Al embarcarse en su viaje de ejercicios para el núcleo, recuerde que estas transformaciones no están reservadas a unos pocos elegidos. Están a su alcance, esperando a que dé el primer paso.

Conclusión: El ejercicio de los músculos del núcleo como estilo de vida

Incorporar el ejercicio del núcleo a su vida diaria no es solo cuestión de estética; se trata de abrazar la vitalidad, la fuerza y la resistencia. Las historias de Jane y Mike, junto con los ejercicios abdominales que adoptaron, ilustran el poder de un núcleo transformado.

Entonces, ¿por qué esperar? Comience hoy mismo su propio viaje. Su núcleo es la clave de una vida más sana, feliz y llena de vitalidad. Acepte la lucha, celebre el progreso y saboree la transformación. ¡Lo ha conseguido!

Vea más libros escritos por Scott Hamrick

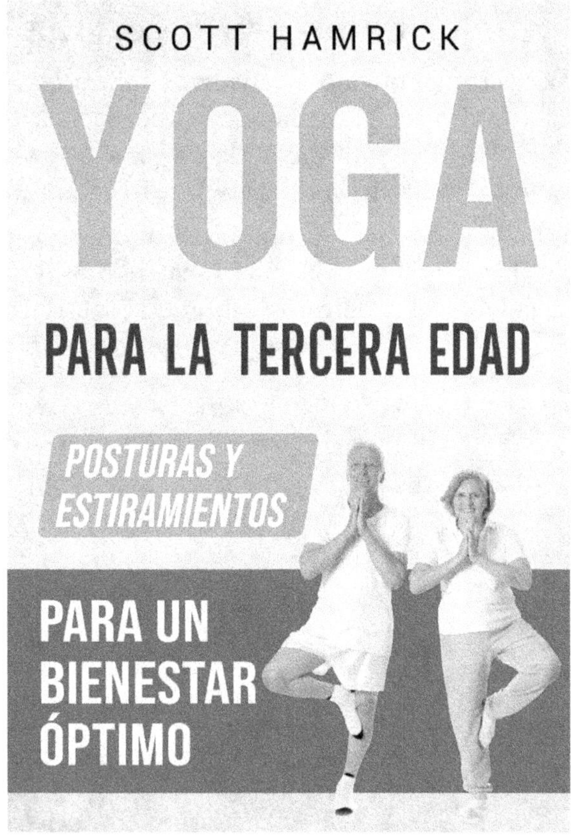